Heilfasten -
Einklang von Körper und Seele

Dr. med. Thomas Grethlein

HEILFASTEN –
EINKLANG VON KÖRPER UND SEELE

Pattloch Verlag

Die Deutsche Bibliothek – CIP-Einheitsaufnahme

Grethlein, Thomas :
Heilfasten : Einklang von Körper und Seele / Thomas
Grethlein. – Augsburg : Pattloch, 1995
ISBN 3-629-00664-7

Gedruckt auf umweltfreundlich chlorfrei gebleichtem Papier.

Pattloch Verlag, Augsburg
© Weltbild Verlag GmbH, 1995

Titelmotiv: Image Bank, München
Grafische Gestaltung: Brigitte Tschöcke, Augsburg
Satz: Brigitte Tschöcke, Augsburg
gesetzt aus Avant Garde, 10 P.
Gesamtherstellung: Offizin Andersen Nexö, Leipzig
Printed in Germany

ISBN 3-629-00664-7

INHALT

EINLEITUNG

Gründe für das Fasten

Wir fasten: Dafür gibt es unterschiedliche Gründe. Eine Tageszeitung erscheint mit einer neuen Serie „Fit in den Frühling". Manchem Leser spannt nach der Winterszeit der Hosenbund recht unangenehm und deshalb will er bei der Zeitungsaktion mitmachen. – Ein Arzt hat gerade einer Patientin dringlich geraten abzunehmen. Sie muß in absehbarer Zeit operiert werden und hat Übergewicht. Das Risiko des Eingriffs – so erläutert der Arzt – wird niedriger, wenn die Patientin noch einige Kilo abnehmen könnte. Ein(e) Dritte(r) stellt erschreckt fest, daß gerne getragene Kleidungsstücke zu eng geworden sind: da heißt es abnehmen, also fasten.

Schon früh haben Menschen fasten *müssen*, es ist keine Erfindung unseres Jahrhunderts. Diese frühen Menschen, etwa noch Höhlenbewohner, wußten vor hunderttausenden von Jahren nie, wann die nächste Mahlzeit folgt. Litten sie Not, führte das Fasten zwangsläufig zum Abnehmen. Dies stellte grundsätzlich eine lebensbedrohende Situation dar.

Wir werden an solche Zusammenhänge auch heute noch erinnert, wenn wir bemerken, daß ein kranker Mensch immer mehr verfällt und sichtbar Gewicht verliert. Wenn dabei dann auch noch normale Nahrungsmengen zugeführt werden, fällt der Kontrast besonders ins Auge.

Neben diesen geläufigen Gedanken interessierte Fasten viele Menschen aus anderen Gründen. Seit Urzeiten hatten unterschiedliche Religionen bestimmte Tage oder Zeiten festgelegt, an denen die normale Aufnahme von Essen und Trinken verändert war. Wir kennen solche Bräuche bis in unsere Gegenwart, auch wenn beispielsweise die christlichen Kirchen Fastenzeiten auf wenige Tage beschränkt haben.

Diese Art des Fastens zielt natürlich nicht auf die Weite von Hosenbund und Rocksaum. Durch die Abkehr von weltlichen Dingen (wie Essen und Trinken) will man Platz schaffen für Besinnung auf innere Werte.

Ein gutes Beispiel dafür, die Regeln der heiligen Hildegard, werden hier ausführlicher betrachtet. So wird der Übergang vom Fasten zum Heilfasten vollzogen.

Dieser Begriff birgt zwei unterschiedliche Wurzeln, die immer wieder durcheinandergebracht werden (was natürlich Beschäftigung und Diskussion von beiden erheblich behindert).

Heil-Fasten kann bedeuten, daß ich durch Fasten wieder heil = gesund werden will. Das englische Wort „whole", (sprich: houl) ist hier verwandt und bedeutet „ganz".
Der Mensch soll also durch Fasten wieder ein Ganzer, ein Gesunder werden. Diese Art von Heilfasten können wir als die eher weltliche Form betrachten. Sie meint medizinische Behandlung, welche ja nicht nur Operationen und Medikamente umfaßt. Von der modernen Medizin eher stiefmütterlich behandelt bleibt die Lebensführung, also auch die Ernährung, für Kranke und Gesunde sehr wichtig.

Die andere oben angesprochene Wurzel des *Heil*-Fastens meint Einschränkung der Ernährung mit dem Ziel, *Heil* zu erwirken. Das manchen etwas altmodisch, anderen sogar anrüchig klingende Wort „Heil" finden wir in der hier gemeinten Bedeutung in „Heiland" oder „Heil und Segen". Da tritt die medizinische Seite in den Hintergrund.

Wir können durch das Fasten in Tiefen unserer eigenen Existenz eindringen, die einem schnellen Zugriff, so aus dem Alltag heraus, verwehrt bleiben. Nennen wir es Seele, nennen wir es Persönlichkeit, durch dieses Heilfasten beeinflussen wir uns positiv.

Beide Deutungen von *Heil*-Fasten liegen nebeneinander. Sie schließen sich nicht aus. Überhaupt scheint es mir wenig sinnvoll, nur schwarzweiß zu malen. Der Mensch ist und bleibt anfällig, oft „Zufällen", Mißgeschicken ausgesetzt. In unserer zunehmend technisierten, verplanten Welt gewöhnen wir uns immer mehr an vorgezeichnete, meist recht einförmige Wege.

Warum soll Fasten nicht einmal als Unterstützung ärztlicher Maßnahmen, ein anderes Mal aus eigenen Überlegungen heraus durchgeführt werden, um so die erwähnte innere Einkehr zu halten? Diese umfassende, tolerante Einstellung finden Sie in diesem Buch zu einer persönlichen Auswahl. Verschiedene Wege zum Heilfasten werden angeregt. Mitunter haben sie recht unterschiedliche Schwerpunkte, bisweilen widersprechen sie sich sogar deutlich. Warum auch nicht?

Es gibt ja nicht nur Skifahrer unter den Sportlern, sondern auch Ruderer und Leichtathleten. Gemeinsam ist ihnen das Training für ihren Körper.

Die Sportler unseres kleinen Beispiels zeichnen die Verschiedenheit der Menschen nach. Das Leben eines einzigen Menschen kennt darüberhinaus unterschiedliche, sich manchmal sehr widersprechende Phasen.
Warum soll es also nicht möglich sein, in verschiedenen Lebensabschnitten auch andere Formen des Heilfastens zu wählen?

Der griechische Philosoph Heraklit sagte vor etwa 2500 Jahren: „Du steigst nicht zweimal in denselben Fluß." Vor diesem Wort verringert sich der Streit um die „richtige" Form des Heilfastens erheblich. Immerhin muß man wissen, wovon man redet. Umso mehr müssen wir informiert sein, wenn wir uns selbst dem Heilfasten unterziehen.

Auch vor einer Urlaubsfahrt vergewissern wir uns, ob unser Auto ausreichend gerüstet ist. Entsprechend intensiver werden wir Vorsorge treffen bei Dingen, die unsere Gesundheit betreffen. Die wollen wir mit Heilfasten ja verbessern. Andererseits kann eine Fehlanwendung bei mangelhafter Vorbereitung und unzureichenden Kenntnissen schaden, ja sogar krank machen.

Die Entwicklung des Heilfastens

Das Heilfasten ist eine recht alte Methode. Daher muß man bei der Behandlung auch ein Stück in die Geschichte zurückgehen. Das bedeutet nicht, unverbindlich über dunkle Sinnsprüche alter Zeiten zu diesem Thema zu sinnieren.
Aber wir finden schon vor fast 900 Jahren bei Hildegard von Bingen sehr bestimmte Anweisungen auch zum Heilfasten. Nicht umsonst erfreut sich die sogenannte „Hildegardmedizin" zunehmender Beliebtheit. Bei Hildegard können wir auch gut erkennen, wie schon damals die beiden Teile des Heilfastens (Therapie und innere Einkehr) zusammenwirken.

Geistlich begründete Heilfastenformen in unserem Jahrhundert schränken den medizinischen Anteil deutlich ein, können aber für den einzelnen durchaus nützlich sein. In Streßsituationen und daraus folgenden Krankheiten ist eine Gewichtsreduktion oft ganz nebensächlich. Der Meditationscharakter des Heilfastens rückt dafür bewußt in den Vordergrund. So wird in einem gesonderten Kapitel diese Form des Heilfastens vorgestellt.

Demgegenüber hat der medizinische Fortschritt ab dem letzten Jahrhundert dazu geführt, daß auch die Ernährung bis hin zum Fasten wissenschaftlich erforscht wurde. Das sind dann schon recht moderne Grundlagen, die auch heute noch Anwendung finden.

In unserem Jahrhundert ist Heilfasten untrennbar mit dem Namen Dr. Otto Buchinger verbunden.
Neben einem Kapitel über sein klassisches Heilfasten wird ein weiterer Abschnitt des Buches verdeutlichen, wie man gegenwärtig versucht, die Lehre Dr. Buchingers für die Behandlung von Kranken auch im Sinn der heute zunehmend aktuellen Gesundheitsvorsorge weiterzuführen.

All das wird kein Geschichtsbuch des Heilfastens. Jeder hier aufgezeigte Weg hat bis heute Gültigkeit. Sicher nicht für jeden, sicher auch nicht in jeder Situation. Aber die einzelnen Kapitel sind so gefaßt, daß ein ausreichender Überblick entsteht, ob die jeweilige Methode in

Betracht kommt, wie wir sie durchführen und wo wir auf kritische Punkte stoßen.

Nach der persönlichen Entscheidung des Lesers, der Leserin für ein ganz bestimmtes Heilfastenkonzept ist für jeden Weg einzeln der direkte Zugang zu den Einzelheiten vermerkt.

Der Überblick über die verschiedenen, bewährten und oft angewandten Formen des Heilfastens findet sich nach der Vorstellung der einzelnen Methoden. Es wurde außerdem ein kleines Kapitel über Trenndiäten aufgenommen. Diese haben streng genommen nichts mit Heilfasten zu tun. Aus meiner Erfahrung weiß ich jedoch, daß hierüber Verwirrung herrscht. Da gegenwärtig das Interesse an diesen Diätformen recht groß ist, sollen sie bewußt dem Heilfasten gegenübergestellt werden. Diese grundsätzlich nützlichen Diäten werden auch kritisch untersucht, da hier mancher Versuch unternommen wird, aus einer „Mode" Geld herauszuschlagen.

Der eigene Weg

Nach den Methoden von Hildegard von Bingen, Dr. Otto Buchinger u.a. stelle ich meinen eigenen Weg zum Heilfasten vor. Hier werden auch wesentliche Grundlagen des Stoffwechsels, von Körperabläufen in Gesundheit und Krankheit, soweit sie das Fasten betreffen, ausführlich dargestellt.

Diese Ausführungen sorgen auch für das Verständnis und die richtige Beurteilung der anderen Methoden. Die Biochemie des menschlichen Körpers war zur Zeit Hildegards die gleiche wie heute. Es wäre zu umständlich, in jedem Kapitel kleine Ausflüge in die Welt unserer Körperreaktionen zu unternehmen. So habe ich das, was auch für die anderen Heilfastenmethoden gilt, in der eigenen Darstellung eingebracht.

Auch mein Heilfasten – übrigens bewußt auf die heutige Berufswelt zugeschnitten – vollzieht sich vor einem geistigen Hintergrund. Natürlich sieht der anders aus als bei der heiligen Hildegard. Trotzdem besteht auch hier keine „Konkurrenz", vielmehr ein recht breites Angebot, aus dem jeder sein Heilfasten heraussuchen kann. Dabei vermeiden wir Versagenserlebnisse: „Ich hab's nicht geschafft".

Richtiges Heilfasten hat mit Leistungsdruck wenig zu tun. Gerade das unterstreicht der erste Teil. Wenn wir trotzdem bemerken, daß die gewählte Methode nicht durchführbar ist, so zeigt das Buch genügend andere Möglichkeiten. Diese sind ja zudem mit Hinweisen versehen, wo die Schwerpunkte der verschiedenen Methoden liegen. So können bei der Auswahl des „besten" Heilfastens gemachte Fehler leicht erkannt werden. Die nächste Wahl bietet dann mehr Aussicht auf gutes Gelingen, falls es nicht ohnehin auf Anhieb klappte.

Das Heilfasten nach Hildegard von Bingen

Fasten hat eine lange Tradition. Wir beginnen mit den Anwendungen der heiligen Hildegard von Bingen, wenngleich diese dem Fasten geringeren Stellenwert zubilligt als das heute immer wieder zu lesen ist. Gerade dieser (scheinbare?) Widerspruch soll uns neugierig machen.

Der historische Hintergrund

Schon bei oberflächlicher Betrachtung erstaunt es uns, daß die sogenannte Hildegardmedizin nach knapp 1000 Jahren noch überliefert ist. Vielmehr, sie erfreut sich zunehmender Beliebtheit, wie entsprechende Gesellschaften, Selbsthilfegruppen und Vorträge beweisen.

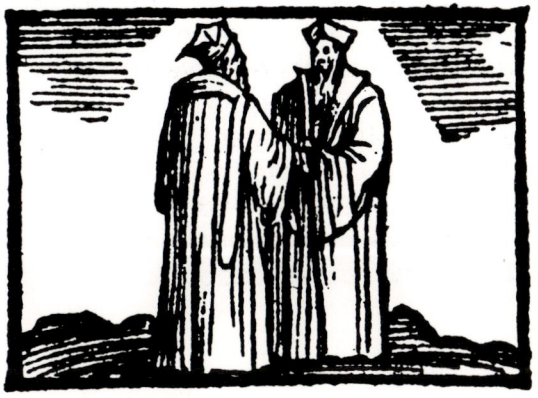

Wenn Gedanken oder Schriften über viele Jahrhunderte mit ihren vielfältigen Wirren hinweg bewahrt und sogar angewendet werden, dann sprechen ihnen wegen dieser langen Überlieferung viele Geschichts- und Literaturwissenschaftler eine ganz besondere Qualität zu. Auch dem Laien erscheint ein Andenken, das sich über 1000 Jahre hinzieht, bewundernswert. Oft erinnert sich ja die Nachwelt nicht einmal mehr an bedeutende Personen oder Ereignisse vor ein- oder zweihundert Jahren.

Die lebhafte Erinnerung an Hildegard und ihr Werk verwundert uns umso mehr, als sie ja in eine „Männergesellschaft" hineingeboren wurde. Schon die im Vergleich zu unserer Zeit fehlende Technik stellte den muskelstärkeren Mann in den Vordergrund. Er konnte lebensnotwendige Dinge mit größerer Körperkraft besser ausführen als Frauen. Die Betonung des Krieges bei den häufigen Auseinandersetzungen verstärkt diese Einschätzung noch.

Umso erstaunlicher die bleibende Bedeutung Hildegards, deren Lebensweg ja zunächst ihren späteren Ruhm nicht erkennen läßt (siehe Seiten 22/23: „Das Leben der heiligen Hildegard").

Dieser Ruhm, dem sie persönlich sehr skeptisch gegenüberstand, ist aber keine Glorifizierung der Nachwelt. Hildegards Bedeutung wird nicht von späteren Generationen aufbereitet wie eine Modeattraktion. Allein die Beachtung, die der Papst Hildegard zu Lebzeiten zollte, beweist ihre Bedeutung.

Gut – auch in dieser mittelalterlichen Epoche hören wir von anderen Frauen, die vielbeachtete Werke in der Öffentlichkeit schufen: Hemma von Gurk und Elisabeth von Thüringen sind hier zu nennen. Trotzdem blieben Frauen dieser Stärke, dieser Einflußmöglichkeit die Ausnahme. Und eine der Ausnahmen heißt Hildegard.

Mehr noch als die anderen ist es aber nicht nur die Rolle der Frau, welche sie behindert. Auch die geistigen Strömungen der Zeit weisen in eine andere, um nicht zu sagen entgegengesetzte, Richtung.

Stark beherrscht die Scholastik (siehe Seite 26) das Denken der Gebildeten. Neben der reinen Wissenschaft werden auch geschickt unlogische Folgerungen eingewoben: das weibliche Denken sei minderwertig, zumindest zweitrangig. Schließlich habe Gott ja die Frau erst nach dem Mann und überdies noch aus einem unbedeutenden Teil geschaffen.

Auch solche Vorurteile erschweren den Weg Hildegards. Ihre Zeit kennt jedoch Gegenströmungen. Die Mystik (siehe Seite 27) zeigt klar auf, daß die Schola-stik den Menschen nicht vollständig als Gottes Schöpfung erfaßt. Trotz bedeutender Gedanken bleibt die mystische Bewegung im Schatten der übermächtigen Scholastik. Damit scheint das Schicksal Hildegard eine weitere schlechte Karte zugespielt zu haben.

Dies ist kein verklärender Rückblick, um die Leistung unserer „Heldin" umso größer erscheinen zu lassen. Hildegard selbst traut ihren mystischen Visionen nicht und verheimlicht sie. Erst im Alter von über 40 (die damalige Lebenserwartung lag unter dieser Zahl!) ist sie bereit, ihre Gedankenschau der Öffentlichkeit zugänglich zu machen. Auch das geschieht nicht auf eigenen Wunsch, sie stützt sich dabei auf den Zuspruch des Mönches Volmar.

Immerhin erfährt sie Genugtuung durch die Synode von Trier, die sie ausdrücklich bestätigt. Hier zollt ihr sogar Papst Eugen III. Beifall. Die Auszeichnungen beziehen sich auf ihr geistliches Werk. „Scivias" (Wisse die Wege) gilt als Hauptschrift, welche die teils visionären Darstellungen des Menschen Hildegard vor ihrem Gott beschreibt. Zunächst tritt in ihrem Werk (siehe Seite 24) der medizinische Teil in den Hintergrund. Dabei gehören beide Seiten zusammen.

Auch der kranke Mensch hat keine guten Aussichten ohne den Blick auf Gott, wobei Hildegard stets betont, daß die besten menschlichen Ansätze zu einer Krankenheilung von Gottes Gnade abhängen.

Mag der kundigste Mensch noch so richtig zu Werke gehen, Heilung kann nicht erzwungen werden – ein Gedanke in Demut, den Schulmediziner (und zur Zeit Hildegards die Größen der Scholastik) eher zu verdrängen suchen. Bei gewissenhafter Beurteilung ärztlicher Maßnahmen muß man aber Hildegard bis heute recht geben.

Die Grundlagen ihres medizinischen Wissens

Die medizinischen Kenntnisse der heiligen Hildegard gründen in zwei Wurzeln: da sind zum einen eigene Erkrankungen, denen sie sich jedoch nicht hilflos ausgeliefert fühlt. Trotz heftiger Symptome versucht sie, das Erlebte zu verarbeiten, zu analysieren, allgemeine Schlüsse zu ziehen und auf diese Weise in die Natur von Krankheiten hineinzublicken, aber auch Verbesserungsvorschläge für solch mißliche Situationen zu machen.

Zum anderen steht Hildegard in einer jahrhundertealten medizinischen Tradition – der sogenannten Klostermedizin (siehe Seite 28), deren reicher Erfahrungsschatz von den Betroffenen, den Patienten überall gerne angenommen wird. Der Zugang zum nächsten Kloster war durchweg einfach. In einer unsicheren Zeit schien es dagegen selbst für Wohlhabende fast unmöglich, ein hunderte Kilometer entferntes medizinisches Zentrum aufzusuchen.
Vielerlei Wegabgaben, Räuber, schlechte Straßen und nicht zuletzt die Länge des Weges (den der Patient ja zurücklegen mußte!) erschwerte alles über die Maßen. Mit einem Pferd legte man etwa 25 km täglich zurück – doch wer hatte schon ein Pferd? Und konnte er es als Kranker noch reiten? Ganz nebenbei verursachte dieses Beförderungsmittel durch Einstellen nachts, Pflege und Futter erhebliche Nebenkosten, die das Reisebudget etwa verdoppelten. So wandten sich fast alle Patienten der Klostermedizin zu, als deren typische, wenngleich herausragende Vertreterin wir Hildegard würdigen können.

Diese Spitzenstellung Hildegards in der traditionellen Klostermedizin ihrer Tage erwächst nicht daraus, daß sie als Frau ihre Ratschläge und Rezepte verbreitete. Nein – ihr Eifer und ihre genaue Beobachtungsgabe zeigen die große Leistung neben ihrer Frömmigkeit.
In ihren medizinischen Werken führt sie etwa 900 Begriffe neu ein. Dabei versucht sie teilweise, alte lateinische, letztendlich unverständliche Ausdrücke und Anwendungen zeitgemäß aufzubereiten.
Allein diese Vielfalt von Namen und Begriffen wird von der Wissenschaft heute als Fundgrube für die mittelalterliche Medizin betrachtet. Dieser reiche Schatz ist bislang noch nicht vollständig aufgearbeitet.

Hildegards Lebenszeit steht jedoch am Beginn der Universitätsgründungen. Diese verstehen sich universell, allumfassend. Das bedeutet, sie betreiben auch wissenschaftliche Medizin, ganz bewußt im Gegensatz, oft sogar im Zweikampf mit der auf Erfahrung beruhenden Klostermedizin.

Das Konzil von Clermont 1130 – also zu Hildegards Lebzeiten – untersagt Mönchen medizinische Tätigkeit. Trotz des großen Einflusses der Kirche, die in dieser Epoche sogar über der Macht des Kaisers steht, dürfen wir solche Verordnungen und Verbote nicht so streng verbindlich sehen wie etwa heutige Gesetze.

Kurz nach dem Konzil entstehen zum Beispiel in Cluny oder auch in Konstantinopel Klöster, die wir eigentlich Krankenhäuser nennen sollten. Das Konzil beschneidet aber klar die Tätigkeit einzelner Mönche, die als Ersatzärzte (mangels anderer Anlaufstellen) in guter Absicht und mit ausreichenden Kenntnissen Patienten oft hilfreich behandelten.

Hinter dieser zunächst verwunderlich anmutenden Entscheidung steht die Eifersucht neuer medizinischer Zentren an den Universitäten Europas. Zwar wird ihre Zahl nach Hildegards Tod noch bedeutend zunehmen, vielversprechende Anfänge sind jedoch gemacht.

In Salerno besteht bereits eine medizinische Hochschule, wie manche meinen seit 850. Andere nehmen ein Gründungsdatum um das Jahr 1000 an, also auch noch deutlich vor Hildegards Geburt. Die Legende, die sich um die Gründung der medizinischen Universität Salerno rankt, spiegelt die Kritik an der Klostermedizin wider, so als sei diese nicht mehr ausreichend, zu beschränkt, nicht zeitgemäß.

Es heißt, zur Gründung hätten sich vier Ärzte unterschiedlicher Tradition zusammengefunden. Ein Grieche (er verkörpert den Beginn der europäischen Medizin mit Hippokrates), ein Römer (er steht für eine praktisch ausgerichtete Medizin mit hervorragenden Militärärzten), ein Jude (er symbolisiert die alten Erfahrungen seines Volkes, zu denen auch bedeutende Hygienemaßnahmen wie Beschneidung und Schweinefleischverbot gehören) und ein Araber. Letzterer deutet auf den neuen Weg hin, die Hauptkritik an der Klostermedizin. Arabische Ärzte schufen innerhalb kurzer Zeit staunenswerte Werke über neuartige Behandlungsmethoden, die auch christliche Herrscher dazu bewegten, Leibärzte beim arabischen Feind zu wählen.

Dieser kurze Überblick der medizinischen Entwicklung zu Hildegards Zeit belegt ganz klar ihren zunächst schwierigen Stand unter den Zeitgenossen.

Hildegard wird aber bereits zu Lebzeiten auch auf medizinischem Gebiet anerkannt. Denn sie gibt nicht nur die Erfahrungen der Klostermedizin weiter. Gewiß – in ihrem Werk „causae et curae" (Ursache und Behandlung von Krankheiten) finden sich viele Rezepte, die nicht neu sind.

Die Entstehung von Krankheiten

Hildegard übernimmt – mit kleinen Abänderungen – das Modell, mit dem die Klostermedizin sich die Entstehung von Krankheiten im menschlichen Körper vorstellte: die Säftelehre.

Die Säftelehre ist keine Erfindung der Klostermedizin. Sie geht auf den Römer Galenus zurück, der beim Gesunden die auf Seite 29 näher erläuterten vier natürlichen Säfte annimmt.

Krankheiten folgen aus der falschen Verteilung dieser Säfte. Entsprechend zielt die Behandlung von Leiden darauf, den „Urzustand" der Säfte wiederherzustellen.

Bereits hier trennt sich Hildegard von der alten Auffassung Galenus'. Sie sieht den Menschen in seinem Ursprung als Geschöpf Gottes, rein und klar (*constitutio*). Durch Erbsünde und verderblichen Einfluß der Welt erleidet er eine „Herabwürdigung", wie sie sich in verschiedenen Krankheiten zeigen kann (*destitutio*). Um ihn wieder zum Heil zu bringen, ihn gesund zu machen und seiner letzten Bestimmung in Gott zuzuführen, ist die *restitutio*, die Behandlung zur Wiedergenesung, erforderlich. Diese führt der „große Arzt" durch, als den Hildegard Christus beschreibt. Damit schränkt Hildegard die eigenen Möglichkeiten klar ein, auch wenn sie ihre Behandlungsmethoden ausführlich darstellt. Behandlung der Kranken führt selbst unter günstigsten Umständen nicht immer zum Erfolg. Christus, der Arzt, muß Gnade walten lassen, um alles zum Guten zu führen.

Die von Hildegard angeführten Einzelheiten sind beachtlich. Sehr genau beschreibt sie Gewürze, Pflanzen, ja Steine, welche therapeutisch wertvoll sind. Hier finden wir ihre Auffassung nachhaltig vertreten: Der gütige Gott hat seine Erde so geordnet, daß überall in der Natur hilfreiche Stoffe zu finden sind.

Hildegards Beobachtungen dieser Naturkräfte haben bisweilen auch magische Züge, was ihrer Zeit mit Hexenverfolgung und anderem durchaus entspricht.

So beschreibt sie geheime Kräfte von Mineralien, die über medizinische Anwendung hinausgehen. Der Saphir etwa sei geeignet, Menschen in einen Liebeszauber zu versenken. Nicht nur die christliche Orientierung ihrer Heilkunde zeigt Hildegard als eigenständige Denkerin und Praktikerin über die lange bekannte Säftelehre hinaus.

Ihr Werk weist auch ganz modern anmutende Züge auf. Wir können sie mit dem Stichwort „psychosomatisch" umschreiben, sollten uns aber die Zeit nehmen, diese Gedanken noch deutlicher auszuführen. Die Krankheit – so Hildegard – stört nicht nur den Körper, sie schlägt sich auch auf den Geist. Jeder von uns kann das bereits bei einem grippalen Infekt nachvollziehen. Es schmerzen eben nicht nur Hals und Gliedmaßen. Über eine allgemeine Schlappheit hinaus leidet die Konzentration. Wir müssen uns zu Dingen zwingen, welche unter normalen Umständen leicht von der Hand gehen.

Hildegard verfolgt die Auswirkungen einer Krankheit noch weiter. Die Ausstrahlung der körperlichen Krankheit auf das Gehirn schlägt wieder vom Gehirn zurück auf den Körper. Das geschieht ähnlich wie bei einem Topf. Wir bringen die Suppe zum Kochen und finden dann am Deckel des Topfes Dampf, der anschließend beim Abkühlen wieder in den Topf zurücktropft.

Die Auswirkungen des in der Krankheit gestörten Gehirns beeinträchtigen nach Ansicht Hildegards nachhaltig die Rückkehr zur normalen Lebensweise, bei der wir uns wieder wohlfühlen. Deshalb reicht es nicht aus, während der Krankheit nur Rezepte mit den erwähnten Naturstoffen anzuwenden.

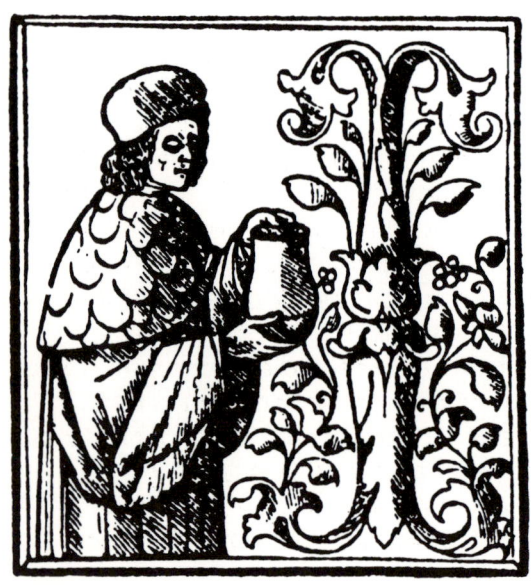

Der Zusammenhang von Gesundheit und Lebensführung

Entscheidend für Hildegard ist die Lebensführung im Sinn einer Ordnung, die in Gesundheit und Krankheit gleichermaßen den Menschen leitet. Auch hier gibt Christus das Signal. Die Theorie der Lebensordnung kann man etwas vereinfacht, aber im Kern zutreffend mit „Maßhalten" zusammenfassen. Dem steht die Praxis der Lebensführung, die *regula vivendi*, gegenüber.

Schon das Stichwort der Regel bekundet die Anlehnung Hildegards an mönchische Regeln, allen voran die Benedikts von Nursia, der ja wesentlich die Klostermedizin ein halbes Jahrtausend vor Hildegard begründete.

Zahlreiche Vergleiche führt Hildegard für die rechte Lebensführung auf. Immer wieder beschreibt sie das Bild des Baumes, dem die richtige Zufuhr der notwendigen Naturstoffe guten Saft gibt. So ordnet sie auch das menschliche Leben. Ein richtiges Maß an Arbeit fügt sich in die Beziehung *viriditas* (Grünen des Baumes), *vir* (symbolisch für Stärke) und *virtus* (Tugend) ein. Doch Hildegard will bewußt nicht gebetsmühlenartig eine bestimmte Ordnung befolgt haben. Wichtig ist ihr die *discretio*, die feine Unterscheidung, was im Einzelfall oft schwierig ist.

Aus diesem Grund raten viele Anhänger und Gruppen, die der Hildegardmedizin zugetan sind, solche Lebenspläne gemeinsam zu besprechen, um Ratschläge erfahrener Anwender zu erhalten. Auf diese Weise kann man Fehleinschätzung eindämmen, die gerade der relativ Unkundige Hildegards zahlreichen Schriften und Briefen entnehmen könnte.

Die Beziehung von Körper und Seele

Das bislang Gesagte deutet den reichen Erfahrungsschatz der Hildegardmedizin ebenso an wie ein zumindest teilweise erstaunlich modernes Menschenbild, das freilich christlich ausgerichtet ist. Die Beziehung von Körper und Seele fügt sich nahtlos in Gedanken moderner psychosomatischer Medizin ein.

Menschlicher Geist und menschlicher Körper bilden die Wechselbeziehung, die im ungünstigen Fall zur Krankheit führt. Dabei betrachtet Hildegard den Menschen eingebettet in die göttliche Gesamtordnung, aus der ihm dann bei aller Hinfälligkeit auch Hilfe erwächst.

Hildegard trägt das ihre vor, den geplagten Patienten auch diesseitige Heilung zuteilwerden zu lassen.

Beispielsweise für die Gicht empfiehlt sie Heilkräuter, Salben und Bäder. Besondere Diäthinweise bleiben jedoch wie auch bei anderen Krankheitsbildern aus. Das oben genannte Maßhalten setzt hier eine allgemeine Regel.

Damit wird auch verständlich, daß Fasten für Hildegard keine bedeutende Rolle spielt. Das würde ja auch ihrem beliebten Bild des grünenden Baumes widersprechen.

Wie können wir bei dieser folgerichtigen Überlegung heute gern propagierte Worte wie Heilfasten nach Hildegard vereinbaren?

Nehmen wir (Heil-) Fastenbücher zur Hand, die sich darauf berufen, so machen wir eine verblüffende Feststellung. Wir finden in ihnen oft sehr vernünftige und empfehlenswerte Überlegungen sowie Anleitungen zum Fasten. Meist werden auch eine Reihe von Fachleuten genannt. Diese verdeutlichen die Fastenmethoden aus ihrer teilweise reichen Erfahrung.

Wenn die Sprache jedoch auf Hildegard kommt, hat dies nichts mehr mit dem Fasten zu tun. Man liest dann zwar, daß Hildegard im Krankheitsfall ganz allgemein den Dinkel unter den zur Ernährung verfügbaren Getreidesorten bei weitem bevorzugt.
Dies ist aber ein beispielhafter Hinweis, daß Hildegard sich für Krankheit – als Behandlung – und für den Gesunden – modern gesprochen als Vorbeugung – eine Kost überlegt, die auch heute noch durchwegs empfohlen werden kann. Diese können wir natürlich in der Menge so reduzieren, daß eine Gewichtsabnahme eintritt (siehe die Ausführungen zum Stoffwechsel im zweiten Teil des Buches).

Eine ausdrückliche Empfehlung von Fastenübungen gerade für Gesunde gibt Hildegard jedoch nicht. Natürlich nahm Hildegard wie all die anderen Nonnen und Mönche an den kirchlich vorgegebenen Fastenzeiten und -tagen teil. Eine eigene Regel entwickelt sie dabei nicht. Dies widerspräche auch ihrem ganzen Menschenbild, das sein „Heil" in der inneren Schau findet.

Die Äußerlichkeiten sind dabei nebensächlich, ihre Abfolge wird vom rechten Maß bestimmt, über das wir schon gesprochen haben. Ein völliger Verzicht auf Nahrung, wie wir ihn beim Heilfasten Dr. Buchingers kennenlernen werden, wird von Hildegard nicht empfohlen, ja steht im Gegensatz zu ihrer Lehre.

Wenn Fastenbücher Hildegardmedizin aufgreifen, so lehne ich sie nicht aus prinzipiellen Überlegungen ab. Wir sollten uns nur bewußt sein, daß hier auch andere Elemente einfließen, die das geistliche wie auch das medizinische Gedankengut der heiligen Hildegard durchaus günstig mit allgemeinen Fastenregeln verknüpfen. Ähnliches findet sich ja in meinem eigenen Vorschlag.

Viele Wege führen nach Rom, betonte schon die Einleitung. Wer also den Schwerpunkt auf die innere Schau legt, wer versuchen will, seine durch Streß, Spannungen oder auch gerade psychosomatische Krankheit herabgedrückte Persönlichkeit einem positiven Ziel zuzuwenden, der ist bei Hildegard (und ihren Selbsthilfegruppen) gut aufgehoben.

Für ihn sollte dann nicht die reine Gewichtsabnahme im Vordergrund stehen. Die Waage schafft nicht den Durchbruch zum Erfolg bei Hildegard. Der religiöse Bezug sollte ebenfalls vorhanden sein. Die Tiefe von Hildegards Visionen erschließt sich am besten dem gläubigen Leser.

Man hat versucht, ihre Gesichte (die sie, wie erwähnt, zunächst verbarg, um nicht zu sehr Aufsehen zu erregen) etwa als Migräneanfälle zu deuten. Das tut der Bewunderung für diese bedeutende Frau keinen Abbruch. Selbst wenn Lichtblitze unter Schmerzen wahrgenommen wurden, und manch moderner Mediziner hier an Migräneanfälle denkt.

Die Migräne ist eine bis heute unzureichend verstandene Krankheit. Mit ihren Anfällen sehen sie die Nervenfachärzte in der Nähe von Anfallsleiden wie der Epilepsie, die seit Jahrtausenden unter vielen Völkern als „heilige Krankheit" gilt.

Ohne zu sehr auf Spekulationen einzugehen, sehen wir uns in der Beschreibung von Hildegards Visionen einer Welt gegenüber, auf die wir uns gläubig (Mystik heißt die Augen schließen) einlassen können.

Wenn wir mit logischem Denken (wie die Scholastiker zur Zeit Hildegards) über derlei die Nase rümpfen, sind Fastenübungen in Zusammenhang mit Hildegards Schriften Zeitverschwendung.

Gesunde Ernährung, die Basis fürs Fasten

Hildegard bietet mit zahlreichen Rezepten, Anwendungen und Ratschlägen eine solide Grundlage für eine gegenüber unseren (falschen) Gewohnheiten veränderte Ernährung. All das kann – umgewandelt – als Basis für Fastentage verwendet werden.

Im *Buch der Lebensverdienste* gibt Hildegard einen ausführlichen Überblick ihrer Vorstellung einer Lebensplanung. Dazu führt sie 35 Tugenden und 35 Laster auf. Durch verschiedene praktische Beispiele will sie den Menschen in seinem irdischen Dasein stabilisieren.

Das gipfelt in dem Wort: „Nur so gedeiht der gute Ruf, weil alle Bedürfnisse wohl durchdacht und recht geordnet auch befriedigt werden".

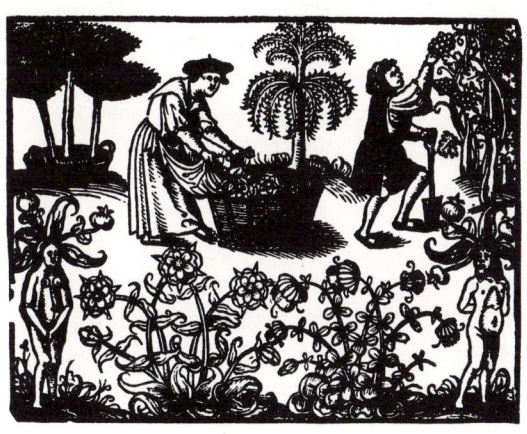

Letztlich lassen sich diese Zeilen gegen ein strenges Fasten stellen. Wir haben schon ausführlich herausgearbeitet, wo die Schwerpunkte Hildegards liegen. Wem sie gefallen, der wird ihre Ideen auch im Fasten verwirklichen können. Eine reine Fastenempfehlung oder gar einen entsprechenden Kurs finden wir bei Hildegard nicht.

Mit dem Aufleben ihrer Gedanken und Lebensanschauungen in unserem Jahrhundert haben Hildegards Anhänger diese Lücke geschlossen. Informationen darüber findet man beispielsweise über den „Förderkreis Hildegard von Bingen e.V." in Konstanz. Es führte zu weit, hier leicht erreichbare Einzelheiten wiederzugeben.

Deshalb soll ein weiteres Kapitel Hildegards Anstöße fortführen und Auswahl zugleich schaffen.

Auch außerhalb der Hildegardkreise nämlich wurde der tiefgründige geistliche Ansatz Hildegards respektiert. Aus der Fastentradition der christlichen Kirchen heraus versuchten andere, diesen geistig-geistlichen Hintergrund mit mehr Hinweisen zur Diät zu verknüpfen (*diaitia* heißt griechisch übrigens ganz allgemein Lebensführung, zu der natürlich auch Essen und Trinken gehört).

Das Leben der Hildegard von Bingen

Leben Hildegards

Europäische Geschichte

1098 Geburt als zehntes Kind
eines Adeligen der Gegend
von Alzey.
Frühe Entscheidung der Eltern,
Hildegard in ein Kloster zu geben.

1099 1. Kreuzzug erobert Jerusalem,
das für knapp 100 Jahre
christliches Königreich wird.

1100 München urkundlich erwähnt

1111 Profeß in Kloster
Disibodenberg,
Benediktin.

Investiturstreit: verschiedene deutsche
Kaiser und Könige kämpfen gegen den
Papst um die Vorherrschaft von Kirche
und Staat.

1122 Friedrich I. Barbarossa geb.,
Kaiser 1152 - 1190

1136 Hildegard Leiterin des Klosters.

1141 Niederschrift von Visionen,
die Hildegard seit der Kindheit
hatte (nach eigenen Angaben
ab dem 3. Lebensjahr) und
von denen neben den Eltern
nur wenige wußten.

1147/48 Synode von Trier
Bestätigung der Visionen durch Papst Eugen III.
Bernhard von Clairvaux, einer der einflußreichsten Männer der Kirche
im 12. Jahrhundert, unterstützt die Mystik Hildegards.

1155 Dschingis Khan geb.,
Mongolenherrscher.

Das Leben der Hildegard von Bingen

Leben Hildegards   **Europäische Geschichte**

1150   Leitung eines selbst
        gegründeten Klosters
        (Rupertsberg).

1150 - 1170
        rege Reisetätigkeit mit
        stark beachteten Predigten
        (Würzburg, Bamberg, Trier,
        Lothringen, Köln, Schwaben).

1150 - 1179
        ausgedehnter Brief-   1179   Heinrich der Löwe
        wechsel,über ganz Europa   geächtet.
        (England, Schweiz, Nieder-
        lande, Griechenland).

1179   Tod am 17. September.
        Verehrung der Nachwelt wie bei einer Heiligen.
        Der päpstliche Kanonisierungsprozeß (d.h. die offizielle Heiligsprechung)
        fand jedoch nie statt, möglicherweise eine politische Intrige, da das
        Verfahren in Mainz nicht eingeleitet wurde.

Die Werke der Hildegard von Bingen

Hildegards Werke können wir in 2 Gruppen einteilen. Die Briefkorrespondenz lassen wir hier bewußt außer acht.

Das theologisch-geistliche Werk nimmt ihre Visionen als Ausgangspunkt. Sie werden ausführlich dargestellt. Manches mag von Hildegard selbst später verändert worden sein. Denn nach eigener Aussage erfolgte ihre erste Vision im dritten Lebensjahr, und ähnliche Ereignisse durchzogen ihre Kindheit, wovon auch die Eltern wußten.

Aufzeichnungen darüber machte Hildegard keine, erst Jahrzehnte später – auch da kommt es noch zu Gesichten – beginnt sie mit der Wiedergabe der mystischen Bilder. Sie diktiert die Erlebnisse ihrem Lehrer, dem Mönch Volmar von Disibodenberg. Der hatte sie auch letztlich zu der Veröffentlichung ermutigt.

Die Vision stuft Hildegard aber nicht als spektakuläres Abenteuer ein. Ihre Gesichte stehen vielmehr als Bildsymbole der Belehrung über Weltordnung und göttlichen Heilsplan.

Das verdeutlicht eine ihrer Hauptschriften, *Scivias* – Wisse die Wege. Wie ein Maler verwendet Hildegard die Vision als Allegorie, um sie dann zu deuten und die Mitmenschen an ihrer Erfahrung des barmherzigen Gottes teilhaben zu lassen.

Die andere Gruppe von Hildegards Schriften umfaßt ihr naturwissenschaftlich-medizinisches Werk. Ursprünglich als Gesamtwerk entworfen, läßt es zwei große Themenbereiche erkennen: zum einen die *Physica*.

Hier beschreibt Hildegard Aufbau und Funktion des Körpers. Das tut sie in deutlicher Anlehnung an die gültige medizinische Lehre der Zeit, welche von der Antike zur Klostermedizin hinführt (siehe Klostermedizin, Seite 28).

Das andere Thema zielt auf die praktische Anwendung (*causae et curae* = Ursachen und Behandlung). Auch hier sind antike Lehren (des Galenus) die Grundlage. Aber Hildegard führt bei der Besprechung der einzelnen Krankheiten viele neue Begriffe und Anwendungsweisen ein. So handelt es sich bei ihrem medizinischen Werk keineswegs um einen Sammelband früherer Erkenntnisse. Auch die starke Einbeziehung von Geist und Seele zeigt, daß Hildegard hier eigene Wege geht.

Modern erscheint uns auch, daß sie die exakte Anwendung und Dosierung von Arzneimitteln fordert, also den späteren Vorwurf der mittelalterlichen „Dreckapotheke" für sich entkräftet.

Bei allem neuen, aller scharfer Beobachtung und moderner Anwendung vergißt Hildegard nie den Hinweis, daß der Arzt Christus selber Hand anlegen muß. Andernfalls scheitert menschliches Tun auch bei großer Umsicht und Erfahrung. Mit diesem Ausblick schlägt Hildegard selbst die Brücke zwischen den beiden unterschiedlichen Teilen ihres Lebenswerkes.

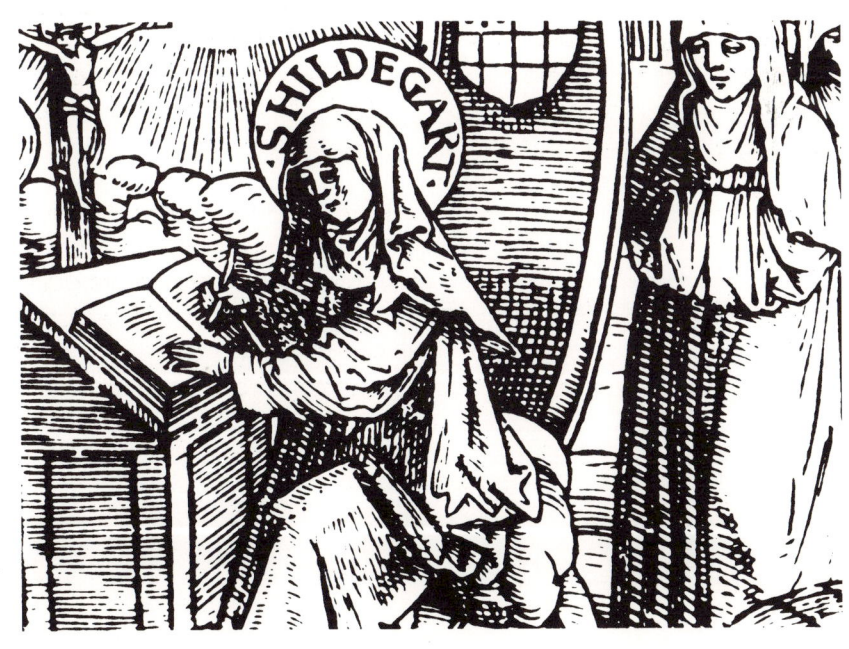

Die Scholastik

Das Wort „Scholastik" leitet sich vom lateinischen schola = Schule ab. Scholastik ist eine Bezeichnung für Wissenschaften im Mittelalter. Dabei setzt man eine sorgfältige Vorbildung (Schule bis zur Hochschule = Universität) voraus. Hier erlernt der Student in verschiedenen Graden streng logisches Denken, das meist bei Quellen der Antike (Platon, Aristoteles) Vorbilder nimmt.

Bei richtigem Denken – so die Scholastiker – wird der gesamte Plan der göttlichen Schöpfung erkennbar.

Auch die Theologie ist Teil dieses scholastischen Weltbildes. So entstehen sorgfältig ausgearbeitete Gottesbeweise. Man meinte, die Existenz Gottes sicher durch folgerichtige, scholastische Beweisführung feststellen zu können.

Die Scholastik beschrieb auch (verschiedene) Systeme der Welt. Man schuf sozusagen eine mittelalterliche Weltformel.

Es war das Ziel großer Wissenschaftler, alle Lebewesen, Gegenstände und Erkenntnisse dieser Welt in einem großen, übergeordneten Zusammenhang zu sehen.

Die Bücher, welche solche Gedanken vortrugen, wurden meist „Summen" genannt. Schon der Name zeigt den Anspruch der Scholastik, alles begreifen zu können. Aus diesem Selbstverständnis entwickelte sich bisweilen eine Überheblichkeit, die gerade der Mystik (siehe Seite 27) feindlich entgegentrat.

Bedeutende Scholastiker waren Anselm von Canterbury (Gottesbeweis), Albertus Magnus, aber auch Thomas von Aquin, der trotz strengem Denken bewußt menschliche Züge in die wissenschaftliche Auseinandersetzung einbringt.

Die große Zeit der Scholastik liegt etwa zwischen 1000 und 1300 n. Chr.

Die Mystik

Während die Scholastik zeitlich auf wenige Jahrhunderte beschränkt bleibt, finden wir mystische Bewegungen über Jahrtausende.

Im alten Ägypten, in den griechischen Geheimkulten, im Mittelalter, aber auch in unserer Gegenwart (New Age) gingen und gehen immer wieder Menschen der Frage nach, ob hinter den Dingen, abseits streng logischer Formeln nicht Wege zu einem neuen, besonderen Bewußtsein führen.

Mystik leitet sich von einem griechischen Wort für Schließen der Augen ab. So wird durch Vergessen der Welt der Weg frei für den Blick nach innen.

Im Mittelalter, also zur Zeit Hildegards, richtet sich dieser Blick auf das persönliche Erleben Gottes.

Die Scholastik steht in der Diskussion, im gegenseitigen Austausch von Ich und Du. Diese wirken mit Argumenten wechselweise aufeinander ein.

Die Mystik entzieht sich durch Augenschluß dem Du. Sie zieht sich ganz auf das Ich zurück. Freilich bleibt es nicht bei einer ichbezogenen Verweigerung der Welt. Erst durch die ungestörte Zuwendung zu Gott vollendet sich die Abkehr von den äußeren Dingen.

Die Kraft, die der Mystiker aus dieser Einkehr gewinnt, vermag dann durchaus in die Welt zu strömen und vielfach Gutes zu bewirken. Das wird auch bei Hildegard und ihrer Korrespondenz mit der ganzen damals bekannten Welt offenkundig (siehe Seiten 22/23: Das Leben der Hildegard von Bingen).

Bedeutende mittelalterliche Mystiker finden wir neben Hildegard in Meister Eckhart und Johannes Tauler.

Auch die Ostkirche mit ihrer mystischen Tradition, die aus griechisch-hellenistischen Quellen herführt, kennt tiefsinnige Mystiker wie Symeon oder Gregor Palamas.

Der im zweiten Teil des Buches erwähnte heilige Berg der Ostkirche, der Athos, bildet mit seinen schließlich über 20 Klöstern eines der bedeutendsten Zentren mystischen Denkens. Die erste Klostergründung am Athos erfolgte etwa 130 Jahre vor Hildegards Geburt.

Europäische Medizin beginnt im antiken Griechenland. Der berühmteste Arzt dort war Hippokrates (um 400 v. Chr.), der durch seinen Eid bis in unsere Tage bekannt blieb.

Die Römer als Erben griechischer Weltanschauung und Kultur verbesserten mit guten Militärärzten nicht nur chirurgische Techniken. Einer ihrer berühmten Ärzte, Galenus, führte die sogenannte Säftelehre ein.
Sie beschreibt den Zustand des Gesunden ebenso wie den des Kranken, wo das Verhältnis der Säfte ungünstig verändert wird. Die unterschiedlichen Kombinationsmöglichkeiten von Veränderungen der 4 Säfte (mit Untergruppen) erzeugen verschiedene Krankheiten.

Galenus, der Leibarzt des römischen Kaisers Marcus Aurelius (um 150 n. Chr.) nennt als die Grundsäfte des Körpers Schleim, Blut, gelbe und schwarze Galle. Sein hierauf beruhendes medizinisches System – die sogenannte Humoralpathologie (d.h. Krankheitslehre der Körpersäfte, siehe nächste Seite) bestand fast 2000 Jahre.

Erst in der Mitte des letzten Jahrhunderts widersprach der deutsche Pathologe Virchow diesem System. Er führte alle Krankheiten auf Veränderungen der Zelle als Grundbaustein des Lebens zurück, was wir Zellularpathologie nennen.

Dieses Modell hat bis heute Gültigkeit, obwohl es unstreitig Schwächen aufweist und nicht alle medizinischen Beobachtungen damit vereinbar sind.

Zurück zur so beständigen Säftelehre. Nach Auflösung des (west-) römischen Reiches (um 500 n. Chr.) übernimmt Benedikt von Nursia die Säftelehre Galenus', um in der Ruhe seiner Klostergründungen den kranken Menschen Halt zu geben. So sorgt er in einer Zeit zerstörerischen Umbruchs, die wir Völkerwanderung nennen, für verzweifelte Menschen nicht nur mit dem geistlichen Beistand des Heiligen, sondern auch praktisch-medizinisch.

Andere Orden schließen sich dieser Aufgabe an, und so verbreitet sich in den folgenden Jahrhunderten die Klostermedizin über ganz Europa.

Die Grundlage bildet die Säftelehre Galenus', die Arzneien wachsen im Klostergarten. Pflanzen sind die entscheidende Stütze der Klostermedizin, die ein typisches Beispiel für Naturheilkunde gibt. Wie Hildegard auf diese Tradition gründet und sie dennoch wirkungsvoll erweitert, wird auf den Seiten 24/25 zusammengefaßt.

Krankheitsmodelle

Die auf der vorhergehenden Seite angesprochene Säftelehre wird von dem Römer Galenus (der übrigens griechischer Herkunft war) wirkungsvoll propagiert. Daher hängen ihr viele Ärzte bis weit in das 19. Jahrhundert an.

Die Idee Galenus', verschiedene Säftemischungen für Krankheiten verantwortlich zu machen, war nicht ganz neu: bereits die Schule des Hippokrates dachte über solche Zusammenhänge nach.

Noch heute charakterisieren wir Menschen nach Begriffen der Säftelehre. Der Sanguiniker hat heißes Blut. Wo die schwarze Galle (griechisch melaina chole) überwiegt, finden wir die Melancholie. Dies bedeutet aber, daß die Ideen der Säftelehre durch eine neue Theorie nicht einfach falsch werden. Vielfältige Beobachtungen über Jahrhunderte gaben ihr ein solides Fundament. Ein Holzrad wird ja nicht deswegen nutzlos, weil schnell fahrende Autos andere Räder benötigen.

Prof. Virchow konnte im 19. Jahrhundert zeigen, daß die Zelle ganz wesentlich am Krankheitsgeschehen beteiligt ist. Im Gegensatz zu Galenus konnte er mit guten Mikroskopen jede Zelle in Einzelheiten betrachten. Sein so entwickeltes Modell der Zellularpathologie stellt die Zelle ganz allgemein in den Mittelpunkt des Krankheitsgeschehens – gleichgültig, ob Infektion, Tumor- oder Stoffwechselerkrankung.

Die Verbindung der Säftelehre mit Charaktermerkmalen der Menschen bleibt auch für heutige Ärzte interessant, weil sie durch vielfältige Beobachtung des Lebens bestätigt wird. Man kann das als überholt abtun. Aber auch das gegenwärtig gültige Modell der Zellularpathologie kann bei weitem nicht alle medizinischen Erscheinungen erklären.

Heute, im Zeitalter der Elektronenmikroskopie, gewinnen wir den Eindruck, daß die Zelle relativ schlecht abgrenzbar wirkt. Vielfältige Übergänge zu Nachbarstrukturen lassen sich nachweisen.

Doch bisher gilt die Zelle als Grundeinheit des Lebens und auch als entscheidende Störquelle im Krankheitsfall. Daß dadurch nicht alles erklärbar wird, beweist den Modellcharakter dieser Lehre.
Umgekehrt ist damit die Säftelehre, wie sie Hildegard vertritt, nicht entkräftet. Ihre Anwendung muß nur kritisch vorgenommen werden, da seit dem Mittelalter viele zusätzliche Erkenntnisse die Medizin bereichert haben.

Das originale Heilfasten nach Dr. Otto Buchinger

Die Methode des Heilfastens nach Dr. Otto Buchinger bedeutet Heilfasten schlechthin. Er hat als erster den Begriff „Heilfasten" 1935 als Titel eines grundlegenden Buches gewählt. Somit gilt er als „Erfinder". Die Definition und spätere Versuche und Veränderungen müssen sich daran messen, da schließe ich meine Methode gerne ein.

Um diese „Erfindung" Heilfasten recht würdigen zu können, müssen wir ihre Entstehung kennen. Dr. Buchinger hatte als Generalarzt der Marine während des Ersten Weltkriegs eine bedeutende Position. Nach dem Zusammenbruch des deutschen Kaiserreiches änderte sich für ihn vieles. Wie für die meisten anderen Deutschen waren die Lebensbedingungen der ausgebluteten, verarmten Nation verheerend.

Dr. Buchinger hatte in dieser für jeden schwierigen Zeit aber noch weitere, sogar stärker belastende Probleme. Eine immer wiederkehrende Entzündung der Mandeln schwächte ihn nicht nur allgemein, sondern breitete sich über seinen ganzen Körper aus.
Gelenke waren davon betroffen, was zu Rheumatismus führte. Aber auch Darm, Leber und Gallenblase erkrankten.

Damit sah die ohnehin düstere Zukunft noch schwärzer für Dr. Buchinger aus.

Die Möglichkeiten damaliger Medizin hatte er an sich selbst gewissenhaft angewendet – ohne jeden Erfolg.
Im Gegenteil, sein Zustand verschlechterte sich laufend. Damit war an eine weitere berufliche Tätigkeit als Arzt nicht mehr zu denken.
Wie also die Familie ernähren?

Ratlose Kollegen sahen allzu deutlich, daß jede weitere Verschlechterung ihres Patienten lebensbedrohlich wurde.
Dr. Buchinger selbst gab aber trotz der bisherigen Behandlungsmißerfolge nicht auf. So gut er in seinem geschwächten Zustand konnte, durchstöberte er die medizinischen Fachbücher auf der Suche nach neuen Heilungsmöglichkeiten.

Dabei stieß er auf den Bericht eines amerikanischen Arztes, der etwa 40 Jahre früher vor einem ähnlich scheinbar unlösbaren Fall eines jungen Mädchens stand. Auch diese Patientin litt an einer Infektion, die ihren ganzen Körper erfaßt hatte. Auch hier hatten alle Mittel versagt, und der Zustand der Patientin verschlechterte sich fortlaufend.

Da beschloß der Amerikaner, alle Versuche einzustellen. Er gab dem Mädchen nur noch Wasser, aber weder Arzneimittel noch Nahrung. Innerhalb eines Monats verbesserte sich die Situation, und die fast schon aufgegebene Patientin gesundete schließlich vollständig.

Ermutigt durch diesen Bericht und gestärkt durch den Zuspruch von Freunden unterzog sich Dr. Buchinger 3 Wochen einer solchen Kur.

Danach war er noch nicht geheilt, fühlte sich jedoch schon so gebessert, daß er wieder arbeitsfähig war. Weitere Fastenkuren mit ähnlichem Verlauf führten alsbald zu einer vollständigen Heilung.

Dieses Erlebnis, genauer dieser Selbstversuch in bedrohlicher Lage, veranlaßte Dr. Buchinger, seine Patienten ebenfalls nach dieser Fastenmethode zu behandeln. Die guten Erfolge ließen ihn schon bald eine eigene Klinik gründen.

Nachdem Buchingers Fasten viele tausend Patienten geheilt hatte, veröffentlichte er diese Therapie und ihren medizinischen Hintergrund in einem wissenschaftlichen Werk, das folgerichtig den Titel „Heilfasten" trägt.

Bis zu seinem Tod im Alter von 88 Jahren leitete Dr. Buchinger seine Klinik und konnte auf viele dankbare Patienten zurückblicken.

Buchinger beschränkte sich in seiner medizinischen Praxis aber keineswegs einseitig auf seine Methode. Er interessierte sich stets für die Neuerungen der Medizin, die seine Zeit in reichem Maße bot: verbesserte Operations- und Narkosetechniken, Antibiotikatherapie, Einführung von Psychopharmaka, um nur einige wesentliche Beispiele zu nennen.

Er bestritt keinem neu gegründeten Ansatz seine Berechtigung. Aber stets forderte er kritisch eine strenge Auswahl der richtigen Behandlungsmethode. Standen mehrere Möglichkeiten zur Verfügung, so war für ihn die Auswahl klar. Immer die natürlichste, das heißt die am wenigsten eingreifende Behandlungsform sollte dem Patienten helfen. Damit orientierte er sich an den Fingerzeigen der Natur und hielt Behandlungsschäden möglichst gering. So konnte er vielen seiner Patienten in diesem Sinne zum Heilfasten raten.

Als Naturheilmethode wurde das Heilfasten jedoch nicht dem Zugriff einer interessierten Öffentlichkeit zur Selbstbehandlung angeboten. Als Dr. Buchinger 1935 sein grundlegendes Buch vorstellte, wollte er seine ärztlichen Kollegen informieren.

Er hielt auch entsprechende Fachkurse ab und zog eine ganze Schar von Schülern an. Diese waren keine interessierten Laien, sondern längst schulmedizinisch diplomierte Ärzte. Wie Buchinger hatten sie sich gerade für naturorientierte Zusatz-, nicht Konkurrenzmethoden interessiert. Bei dem vorhandenen Wissen verliefen solche Fortbildungen auf hohem Niveau.

Fasten unter ärztlicher Kontrolle

Die Zeit von Buchingers Anfängen neigte zu einem schlanken Schönheitsideal. Aber die heutige Schlankheitswelle ist viel ausgeprägter, um nicht zu sagen aufdringlicher. Vor allem Zeitungen und Zeitschriften überschlagen sich mit immer neuen Superdiäten. Sie vermitteln so den falschen Eindruck, Abnehmen sei so nebenbei leicht und gefahrlos möglich.

Dr. Buchinger widersprach klar dem Hungern von Laien auf eigene Faust. Fasten, wie er es anbot, bedeutete ihm etwas ganz anderes.
Er betonte die Notwendigkeit der sorgfältigen ärztlichen Überwachung beim Heilfasten. Jede andere Therapie verlangt ja auch entsprechende Kontrolle. Es ging Dr. Buchinger auch niemals um möglichst rasches Abspecken wie später bei der Nulldiät.

Die sanfte Gewalt der Naturheilkunde drückte zwar das Gewicht der Patienten nach unten. Das Hauptziel aber war die Besserung oder Heilung überwiegend chronischer Krankheiten.

Auch in unserer Zeit der zunehmend ambulanten Medizin gibt es noch eine Reihe von Krankheiten, die stationär behandelt werden sollten oder müssen. Wir können beispielsweise nachweisen, daß Magengeschwüre im Krankenhaus schneller abheilen als in der häuslichen Umgebung, selbst wenn dieselben Medikamente verordnet werden.

Die Erklärung für dieses Beispiel ist einfach: Oft tragen Belastungen zuhause dazu bei, daß Patienten „alles in sich hineinfressen". Bei häuslicher Behandlung lassen sich diese Belastungen nicht vollständig ausschließen, wenigstens nicht so gut wie in der Absonderung des Krankenhauses.

Manche Krankheiten bedürfen besonders intensiver Überwachung und Betreuung, wie etwa der Herzinfarkt. Auch hier bleibt das Krankenhaus mit seinen Möglichkeiten ambulanter Behandlung überlegen.

In dieser Art argumentiert auch Dr. Buchinger. Nicht nur sein Heilfasten ohne Nahrungszufuhr und nur mit Gabe von Wasser ist wichtig. Auch die gezielte ärztliche Betreuung der Patienten mit Zwischenuntersuchungen in der Abgeschiedenheit der spezialisierten Klinik gilt als „Muß".
Diese Betreuung ist keine aufdringliche Forderung. Bei Buchingers Heilfasten werden ja nicht nur Patienten mit den rheumatischen Leiden des „Erfinders" behandelt.

Überwiegend unterziehen sich Stoffwechselkranke der Kur. Der weitgesteckte Rahmen reicht von hohem Blutdruck über Leber- und Gallenerkrankungen zur Zuckerkrankheit, von der Gicht (die ja auch als rheumatische Erkrankung eingestuft werden kann, da sie häufig und dann schmerzhaft die Gelenke befällt) über hohe Blutfette zu Magen-Darmerkrankungen.

Gerade unserer Wohlstandsgesellschaft ist klar, daß hinter diesen Krankheiten Belastungen und auch Verführungen des Alltags stehen. Wir fassen das gewöhnlich als „Streß" zusammen.

Die Hektik treibt den Blutdruck in die Höhe, wir schlingen eilig unser häufig zu fettes Essen hinunter, um Zeit zu sparen. Als Resultat steigen die Blutfette. Sie schädigen die Blutgefäße, was uns dann als Herzinfarkt oder Schlaganfall bedroht. Mahlzeiten zum Abreagieren von Streß sind schon deswegen schlecht, weil überwiegend unkontrolliert gegessen wird. Außerdem enthalten sie durchweg zu viele Kalorien. Das resultierende Übergewicht hängt lästig an unserem Körper, versauert oft die Stimmung und macht den Darm träger.

Diese Zusammenhänge ließen sich mit Beispielen der ausführlichen Aufzeichnungen Dr. Buchingers über seine Patienten beliebig erweitern.
Patienten mit derartigen Krankheiten aus dem belastenden Alltag herauszunehmen, ergibt sich aus dem Gesagten ganz von selbst als sinnvolle Voraussetzung. Die bereits vorhandenen Krankheiten reagieren auf das Heilfasten durchweg positiv. Über eine Gewichtsabnahme bei fehlender Nahrungszufuhr sinkt der Blutdruck ebenso wie erhöhte Blutfette. Die Entlastung von Herz und Kreislauf liegt auf der Hand.

Schon die alten Ärzte verordneten bei Gicht eine karge Diät – auch hier wird Heilfasten guttun. Dr. Buchinger beschreibt dies vor allem in späteren Jahren, als mit zunehmendem Lebensstandard die sogenannten Zivilisationskrankheiten zunehmen.

Für viele Patienten erscheint bereits die erste Therapiewoche sensationell. Wie bei allen Umstellungen der Diät sorgt gerade der völlige Verzicht auf Kalorien für eine kräftige Gewichtsabnahme, in den ersten Tagen bis 1 Kilogramm täglich.

Warum also diese Kur nicht zuhause? Gerade der meist positive Gewinn weckt hohe Erwartungen. Er verlangt aber gerade deswegen die leitende und ordnende Hand des hierin erfahrenen Arztes.

Wird auch genügend getrunken, um alle Schlacken auszuscheiden?
Dr. Buchinger warnt gerade bei einer Erstbehandlung vor zu großer Freude über die Erfolge der Gewichtsreduktion. Erfahrungsgemäß bringt die zweite Woche einen „Durchhänger". Der Reiz des Neuen verblaßt, und die Gewichtsabnahme verläuft immer schleppender.

So sehr der behandelnde Arzt in der ersten Woche Freude empfand mit seinem Patienten (wobei er hier schon eher bremste), so sehr ist er jetzt gefordert, den Patienten psychologisch aufzubauen und ihn mit fester Hand weiterzubegleiten.

Diese Krise ist im *Buchinger-Heilfasten* durchaus eingeplant, ja gewünscht.

In ihr setzt der Patient mit Hilfe des Arztes seine psychische Energie ein. Diese ist unbestritten wichtig bei der Behandlung fast aller Krankheiten.

Gerade Beispiele wie chronische Entzündungen oder Tumorleiden kennt jeder Erfahrene und weiß, daß bei vergleichbaren Krankheitsverläufen die psychische Motivation oft entscheidende Fortschritte zuläßt. Diese Psychotherapie läßt sich natürlich nicht durch eigenes Einreden von Formeln erreichen, wollte der Patient selbständig dieses Heilfasten bewältigen. In der psychologischen Betreuung liegt mindestens soviel Nutzen wie im Fasten selbst.

Dr. Buchinger versteht seine Methode auch nicht als Kosmetik von Werten (Körpergewicht, Blutdruck, Blutzucker etc.). Der gesamte Mensch profitiert davon. Immer wieder beschreibt Dr. Buchinger den spürbar positiven Einfluß auf die Persönlichkeit und Selbstachtung des Patienten, auch wenn dieser während des Fastens nach gutem Beginn einige schwere Tage hinter sich bringen mußte.

Dieses Tal der Depression läßt sich unter kundiger Führung recht sicher durchschreiten. Immer wieder entwickeln die Patienten sogar erstaunliche Leistungen (Dichtungen, künstlerisches Schaffen). Sie hatten dazu unter der motivierenden Leitung im *Buchinger-Heilfasten* ganz einfach Lust zu Dingen, die ihnen im Alltag nie eingefallen oder nur schwer von der Hand gegangen wären.

Körperliche Belastung während des Fastens

Auch körperliche Belastungen spricht Dr. Buchinger während des Heilfastens an. Hier geht es nicht um persönliche Höchstleistungen oder ein absolutes Muß. Er betont aber, wie ein vermeintlich geschwächter Körper von sich aus gerne auch größere Wanderungen unternimmt (natürlich ohne Brotzeit). Das wertet er als weiteren stabilisierenden Genesungseffekt, diesmal im körperlichen Bereich. Höchstleistungen, wo auch immer, sind jedoch verboten. Natürlich kann man nicht für jeden Patienten eine genaue Wattsekundenzahl angeben, die er nicht überschreiten darf.

Buchinger verweist auf die Natur: Bei Bereitschaft zu einer Wanderung tut das dem Körper offensichtlich gut, wofür er entsprechende Beispiele gibt. Natürlich darf die Wanderung nicht unter Atemnot, mit zusammengebissenen Zähnen oder Schwindelgefühl durchgezogen werden. Falls Schwindel bei sonst guten körperlichen Bedingungen auftritt: erhielt der Körper während des Heilfastens genügend sinnvolle Belastung? In vernünftigen Maßen sollte sich jeder Patient körperlicher Beanspruchung unterziehen. Wer sich als Gesunder mit normaler Ernährung 2 Tage lang im Bett aufhält, der wird am dritten Tag kaum ohne Schwindelerscheinungen aufstehen können. Größere Spaziergänge, wie sie nach Buchingers Beobachtung beim Heilfasten oft gewünscht werden, setzen ein gewisses Vortraining voraus.

Also: Dr. Buchinger fordert die regelmäßige körperliche Belastung gerade während des Heilfastens, ohne dabei zu übertreiben.

Hier vermag der betreuende Arzt zu regulieren. Dieser wird auch die körperliche Belastung der medizinischen Situation anpassen. Die Anforderungen an einen herzkranken Diabetiker sind sicher andere als die an einen herzgesunden Leberpatienten.

Diese Vorschriften bzw. Verbote – hier nur beispielhaft und verkürzt wiedergegeben – ordnen das Heilfasten ganz richtig als dosierte Belastung des Körpers ein. Das widerspricht dem angestrebten Ziel einer Entlastung am Ende der Kur keineswegs.

Per aspera ad astra (lat., durch Unannehmlichkeiten zu den Sternen), „ohne Fleiß kein Preis" verdeutlicht die von Dr. Buchinger auch heute beim Heilfasten bestätigte Lebensregel in Sprichwörtern.

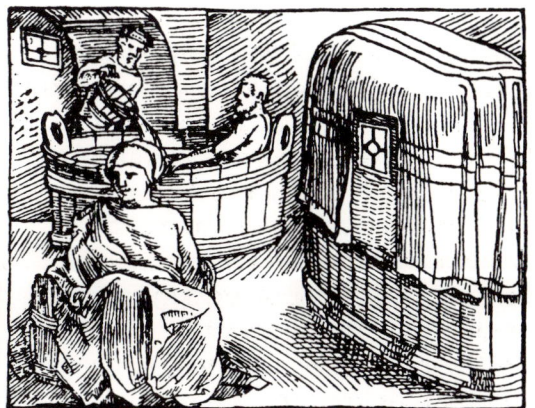

Körperhygiene und Heilfasten

Erfahrungsgemäß wird der Einfluß von Bädern auf den menschlichen Organismus unterschätzt. Sie gelten zwar als Säule der Naturheilkunde, viele Laien halten sie aber für beliebig verfügbar: das ist doch angenehm, das kann nicht schaden.
Besonders Vollbäder belasten jedoch jeden Körper ganz erheblich, da der Wasserdruck von allen Seiten einwirkt. Das verkraftet ein Gesunder ohne Einschränkung. Herz-Kreislaufpatienten sind hier jedoch oft stärker gefährdet, als ihnen das bewußt wird.

Wir erinnern uns noch der Auswahlmethode Dr. Buchingers bei verschiedenen Behandlungsmöglichkeiten. Die Badetherapie betrachtet er unter den oben genannten Überlegungen zu hohen Druckes kritisch. Er warnt auch vor zu hohen Wassertemperaturen beim Heilfasten. Die natürliche Körperwärme von 37° C soll nicht überschritten werden.

Körperhygiene soll dabei jedoch nicht zurückstehen. Normalerweise werden in der Buchinger-Kur mehrere Bäder pro Woche angesetzt. Das Fasten bringt ja im Hygienebereich einige zusätzliche Notwendigkeiten.
Schon die belegte Zunge zu Beginn der Behandlung ist unansehnlich und meist mit schlechtem Mundgeruch verbunden. Dem läßt sich mit Petersilie oder Zitrone (Vorsicht: die Schleimhäute reagieren im Fasten oft empfindlicher, so

daß Brennen im Mundbereich bei Citrusanwendung auftreten kann) entgegen wirken. Der verstärkte Zahnbelag erfordert meist nicht mehr als die ohnehin übliche Zahnhygiene. Auch ein meist unangenehmer Körpergeruch ist eine vorübergehende Erscheinung.

Dr. Buchingers berühmtes Wort „Man kann einen Stall nicht ausmisten, ohne daß es stinkt" veranschaulicht diese Symptome recht deutlich. Dieses Zitat zeigt aber noch einen anderen Punkt des Heilfastens, den Dr. Buchinger für sehr wichtig erachtete.

Heilfasten hat nicht nur die bisher beschriebenen günstigen Auswirkungen auf Körper und Geist. Neben der heilenden Kraft von Nahrungsentzug legt Otto Buchinger viel Wert auf das Entschlacken.

Diese Entschlackung meint den Körper als ganzes. Magen- und Darmbereich stehen dabei im Vordergrund. Hier befinden sich ja noch die Rückstände früherer Ernährungstage. Sie haben zur Krankheit beigetragen, zumindest den Körper bislang belastet. Die Ernährung ändert sich im Heilfasten radikal. Also drängt Dr. Buchinger auf rasche Entfernung von Erinnerungen an frühere, krankmachende Tage.

Um einen entspannten, entschlackten Zustand möglichst schnell zu erreichen, wird der Patient zu Beginn des Heilfastens abgeführt. Hierzu gibt es mehrere Vorschläge, wobei Einläufe im Vordergrund stehen. Aber auch die Einnahme von abführenden Salzen, wie etwa Bittersalz in Wasser gelöst, reinigt den Darm ausreichend. Die Angaben Buchingers unterscheiden sich im Lauf der Jahre etwas, grundsätzlich gehört aber das Abführen zu seiner Methode von Heilfasten.

Bei der Vorstellung meiner Heilfastenmethode werte ich solche Anwendungen als recht aggressive Maßnahmen. Wobei auch ich Patienten kenne, welche Abführmaßnahmen als außerordentlich hilfreich, ja wohltuend empfinden. Versuche dieser Patienten, darauf zu verzichten, schaffen ihnen schmerzhafte Mißempfindungen und Druckgefühl im Bauch. Hier auf strikten Verzicht klassischer Abführbehandlung zu drängen, würde den Toleranzrahmen sprengen.

Wer sich ohne Abführmaßnahmen schlechter fühlt, kann diese durchaus anwenden. Mein eigenes Anliegen ist der Hinweis, daß hier auch Gefahren lauern und Negatives entstehen kann, was dann dem Heilfasten entgegensteht. Das ist wie bei einem Arzneimittel: die meisten Anwender haben den Nutzen ohne Nebenwirkungen. Der Hinweis auf letztere schreibt aber der Gesetzgeber sogar vor.

Wann endet Dr. Buchingers Fastenkur?

Bei unterschiedlichen Patienten und nicht vergleichbaren Krankheiten sind feste Zeitangaben fragwürdig.

Eine Kur unter 2 Wochen, das sagt Dr. Buchinger ausdrücklich, hat keinen Wert. Die Grenze nach oben ist nicht fest gesteckt. Ursprünglich meinte Dr. Buchinger, aus dem Verhalten des Körpers individuell das Ende der Kur festlegen zu können. Das wäre erreicht, wenn Heilung eingetreten ist. Trotz oft erkennbarer Besserung erreichte Buchinger dieses Ziel nicht beim ersten Heilfasten. So schrieb die zunehmende Erfahrung eine zeitliche Obergrenze von etwa 4 Wochen.

Körperzeichen, wie Verschwinden des Mundgeruchs und der übelriechenden Körperausdünstung, zeigen im Idealfall mit ihrem Verschwinden das Ende des Heilfastens. Nach dieser Therapie Buchingers sei der Körper erkennbar befreit von schädlichen Schlacken. Der Gesundungsprozeß sei damit stabilisiert. In zahlreichen Patientenberichten waren diese gut nachvollziehbaren Überlegungen jedoch nicht klar zu erkennen. Deswegen ging man zu einer im Einzelfall abwandelbaren Richtlinie von 2 bis 4 Wochen über.

Nach dem Ende des Heilfastens schreibt Dr. Buchinger eine Überleitungszeit zum Alltag vor. Es wäre wenig naturgemäß, die alten Ernährungsgewohnheiten schlagartig wieder gelten zu lassen.

Diese Aufbauphase gewöhnt den Körper an normale Nahrungsmengen. Dabei lernt der Patient mit seinem durch Heilfasten neuen Gefühl für den eigenen Körper auch, sich gesund zu ernähren. Der Wiederaufbau der Ernährung wird als schwieriger Punkt der Gesamtkur eingestuft. Als Faustregel gilt: Zahl der Heilfastentage = Zahl der Aufbautage.

Eine Abkürzung der Aufbauphase wird erlaubt, sollte jedoch eine Woche nicht unterschreiten. Mit einer verkürzten Aufbauphase kommen Patienten mit Vorerfahrung im Heilfasten deutlich besser zurecht als Anfänger. Deswegen empfiehlt sich hier die obige Grundregel.

Dr. Buchinger verweist auf den Nutzen mehrfacher Fastenkuren, die allerdings nicht zu eng aufeinander folgen sollten. Jährlich eine Kur wird als ein gutes Maß angegeben. Diese Wiederholungen machen durchaus Sinn, denn viele Patienten Buchingers litten an chronischen Krankheiten.

Wenn eine Erkrankung es erfordert, können die Kuren schneller hintereinander stattfinden. Dr. Buchinger behandelte sich ja selber in kürzeren als Jahresabständen. Bei ihm war das durch die akute, ja bedrohliche Situation notwendig, wie wir bereits hörten. Die Entscheidung, ob das auch einem einzelnen Patienten mit seinem ganz speziellen Leiden nützt, wird nur ein entsprechend erfahrener Arzt stellen können, der dann auch diesen Patienten gründlich überwacht.

Bei der allgemeinen Empfehlung jährlicher Kuren überlegt man natürlich, das Heilfasten auf Gesunde auszuweiten. Als Mittler können wir uns Menschen vorstellen, die zwar nicht im engeren Sinn krank erscheinen, denen aber Übergewicht körperliche Beschwerden bereitet (etwa Atemnot bei Belastung) und Stimmungsschwankungen das Leben vergällen (Depressionen, da Dicke gegen das Zeitideal des schlanken = dynamischen Menschen verstoßen).

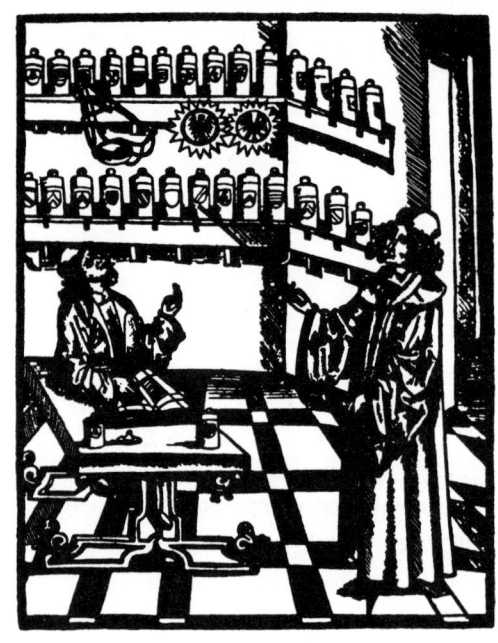

Dieser Gesichtspunkt, also Kuren zur Verbesserung des Wohlbefindens (von Gesunden), wird eingehend von Schülern Dr. Buchingers aufgegriffen. Damit wird sich ein eigenes Kapitel beschäftigen.

DIE ENTWICKLUNG DES HEILFASTENS NACH BUCHINGER

Die Nachfolger

Die Schüler Dr. Buchingers übernehmen im allgemeinen den Kern seines Heilfastens wie Nahrungsentzug, Entschlakkung und Aufbautage. Auch die Anwendung als Kur, durch Ärzte in einer Spezialklinik überwacht, wird im Sinne Buchingers fortgeführt.

Kleinere Abweichungen wie Saftfasten statt Fasten nur mit Wasser verändern die grundlegende Methode wenig. Der Buchinger-Schüler Dr. Geesing richtet sein Heilfasten überwiegend an verschiedenen Krankheiten aus und beschreibt eine große Zahl durchaus nachvollziehbarer Erfolge.

Dr. Fahrner, Buchingers Nachfolger in der Überlinger Klinik, schreibt detaillierte medizinische Arbeiten über den Wert des Heilfastens bei verschiedenen Krankheitsbildern.

Die wissenschaftlich gut vorgetragenen Einzelheiten sind für den Laien nicht besonders wichtig, warum wir nicht näher auf sie eingehen wollen. Für mit Fasten beschäftigte Ärzte bergen sie eine Vielzahl interessanter Information.

Dr. Fahrner betont den großen Nutzen des Heilfastens für Gesunde. Er wirkt dabei nicht aufdringlich, als gelte es, eine bestimmte Lebensart verbindlich zu verbreiten. Es gibt in der Medizin das Scherzwort: In Wirklichkeit finden sich nirgendwo gesunde Menschen, denn die, die man für gesund hält, sind nur schlecht untersucht (mit dem Hintergedanken, daß sich doch wohl immer etwas finden lasse).

Dieser Satz birgt mehr als ein Körnchen Wahrheit. Gerade die Schulmedizin erschreckt oft Patienten mit Einzelbefunden, die aus dem Zusammenhang des Lebens herausgerissen, „krankhaft" gedeutet werden, obwohl sich der Patient wohlfühlt.

Vielleicht ist unser Beispielpatient nur zu einer Vorsorgeuntersuchung angetreten. Auf den ersten Blick alles Routine.

Jetzt ändert sich die Situation durch den „Befund" schlagartig. Dies ist eine typische Situation eines sensiblen Patienten. Und davon kennen wir viele, einfach weil sich eine Menge Menschen der hochtechnisierten Medizin ausgeliefert vorkommen.

Wir alle kennen bei uns kleine „Wehweh-chen". Oft wetterabhängig zieht es hier, zwickt es da. Kein Grund zur Beunruhi-gung. Normalerweise achten wir solche Mißempfindungen gering, besonders wenn wir sie nach kurzer Zeit nicht mehr bemerken.

Werden wir durch ärztliche Diagnosen, in unserem Fall besser gesagt durch übermäßige Betonung eines harmlosen, vielleicht nicht ganz alltäglichen Befun-des, auf unser Innenleben aufmerksam gemacht, verändert sich oft unsere bisherige Unbeschwertheit.
Deswegen werden wir nicht gleich Hypochonder. Aber meist horchen wir doch etwas mehr in uns hinein, er-warten Auswirkungen des Befundes.

Dann ist ein Kopfdruck bei nahender Gewitterfront nicht mehr nur lästig. „Informiert" durch ein reichhaltiges An-gebot medizinischer Beiträge in Presse und Fernsehen denken wir unwillkürlich daran, daß sich so eine Embolie zeigen könnte oder ein Schlaganfall sich an-kündigt. Unsere Unsicherheit wächst.

Sicherlich beabsichtigen gerade Vor-untersuchungen, die Gesundheit zu be-legen oder Krankheiten so rechtzeitig zu erkennen, daß entscheidend gehol-fen werden kann, selbst wenn der Pa-tient noch keine Krankheitszeichen spürt.

Treten Symptome auf, ist es ja leider manchmal reichlich spät geworden.

Aber es gibt beispielsweise Herzgeräu-sche, die absolut harmlos sind und mit einem Herzfehler nicht das geringste zu tun haben. Das kann natürlich erst eine genaue Untersuchung durch einen erfahrenen Arzt feststellen. Wenn eine solche „Variante" ohne Krankheitswert erkannt wurde, sollte man den Patienten nicht in der Unsicherheit meist schlecht oder falsch verstandener Fachaus-drücke alleine lassen. In eigener Tätig-keit habe ich derart bedrückende Situa-tionen immer wieder erleben müssen.

Manche Patienten haben durch eine achtlos hingeworfene, unbedeutende „Diagnose" ihr Leben völlig umgestellt. Sport, den sie früher mit Freude betrie-ben, wurde abgesetzt, Urlaube nicht angetreten aus Furcht, man könnte den Körper entscheidend gefährden.

Von hier aus also keinerlei Einwand ge-gen die Vorsorgemedizin. Es gibt nach wie vor – zum Glück – genügend ge-sunde Menschen. Sollten sie sich auch dem „Fasten als Therapie" (Titel eines Buches von Dr. Fahrner) unterziehen? Oder anders ausgedrückt: Braucht ein Gesunder denn Therapie, also Behand-lung?

Fasten als Therapie

In der Mitte zwischen den eindeutig Kranken, auf die Buchinger abzielt, und den Gesunden, bei denen wir die Anwendung zunächst offenlassen möchten, stehen Patienten mit Übergewicht. Nun gibt es eine Reihe von Menschen, wo das Übergewicht Symptom einer ganzen Krankheitsgruppe wie Bluthochdruck, Fettstoffwechselstörungen, Zuckerkrankheit und anderen „Zivilisationskrankheiten" ist. Modern hierfür ist seit kurzem der Ausdruck „metabolisches Syndrom". Diese Leute sind ganz klar krank.

Wir begegnen aber auch Menschen, die nur durch ihr Übergewicht auffallen. Für diese Heilfasten verbindlich zu fordern, läßt mich zögern.

Fahrner befürwortet es eher, da Fasten keine „leibfeindliche Askese" sei, sondern den maß- und sinnvollen Genuß erst ermöglichen. Hierin kann man ihm folgen, zumal er nicht vergißt, daß „Essen und Trinken Leib und Seele zusammenhalten".

Diese offene Einstellung begrenzt sich bei Übergewichtigen manchmal schon dadurch, daß sie auch bei Fehlen von Krankheiten körperlich oder seelisch am Übergewicht leiden.

In diesem Fall ist Heilfasten sicher anzuraten. Der Aufenthalt in einer entsprechenden Klinik dient dann nicht nur der genauen Kontrolle des Körpers unter dem Fasten, was Dr. Fahrner als „moderner" Arzt gegenüber Dr. Buchinger für noch wichtiger erachtet. Die psychologische Führung ergänzt das günstig auch im Hinblick auf die schon angesprochene Rückkehr in den Alltag. Dieser Doppelaspekt gilt auch für andere Buchinger-Schüler wie den erwähnten Dr. Geesing.

Verweilen wir noch bei der Psychologie. Es ist leicht vorstellbar, daß Fastenbemühungen im weiten Sinn einen sehr starken Willen voraussetzen, wenn sie neben der Alltagsbelastung laufen. Auch wenn dieser Wille gegeben ist, erlebt man immer wieder, daß jemand beim erfolgreichen Fasten für seine Umgebung unleidlich wird.

Auch beim Fasten im Urlaub (wie etwa bei der eigenen Methode vorgeschlagen) kann doch die Familie oder auch die weitere Umgebung nicht einfach abgeschaltet werden.

Dr. Fahrner berichtet, daß die Patienten seines Heilfastens nicht selten selbst den Ansatz bieten, den dann die psychologische Führung des Arztes benutzen und ausbauen kann.

So erleben Patienten ein anfängliches Tief mit Hungergefühl in den ersten 3 Tagen. Dann folgt meist eine kreative Zeit. Es drängt sie geradezu, frühere Erlebnisse schriftlich zu verarbeiten, Gedichte zu schreiben oder Bücher in aller Ruhe zu lesen, was früher Zeitmangel verhinderte.

Manch Patient findet in dieser Phase vermehrt Zugang zu seinem Glauben, wie Fahrner ausführt. Das Gebet als ein Tor zum Fasten wird auch in den modernen Formen des Heilfastens gerne genutzt. Obwohl der Ausgangspunkt doch sehr verschieden ist, spürt man hier den Geist Hildegards.
Hat der Patient diesen innerlich stabilen Punkt erreicht, so genügt nun die lockere Begleitung durch seinen Arzt.

Schwieriger wird dann wieder die Umstellung im Nachfasten. Wie Buchinger setzt auch Fahrner hier einen deutlichen Akzent und betont die Wichtigkeit, dem Patienten wieder stärkeren Begleitschutz zu geben. Anfangs schmecken die einfachsten Gerichte köstlich, doch die Steigerung zum normalen Alltag muß behutsam vorgenommen werden. Psychologisch hat der Arzt hier den Vorteil, daß er den bisherigen Erfolg seines Patienten beim Heilfasten diesem vor Augen führen kann. Der größte Teil des Weges liegt hinter uns – ob beim Heilfasten oder anläßlich einer anstrengenden Wanderung immer eine gute Möglichkeit, neue Motivation zu wecken oder die nachlassenden Kräfte wach zu halten.

So sehen wir beim strengen Heilfasten zwei kritische Punkte: einen zu Beginn und einen beim Ausklingen des Fastens. Am schwierigsten zeigt sich der Einstieg. Dies verdeutlicht Dr. Fahrner, wenn er Eugen Roth zitiert:

Ein Mann gelangt mit Müh' und Not
vom Nichts zum ersten Stücklein Brot.
Vom Brot zur Wurst
geht's dann schon besser,
der Mensch entwickelt sich zum Fresser.
Und sitzt nun, scheinbar ohne Kummer,
als reicher Mann bei Sekt und Hummer.
Doch sieh', zu Ende ist die Leiter,
vom Hummer aus
geht's nicht mehr weiter.
Beim Brot, so meint er, war das Glück,
doch findet er nicht mehr zurück.

Gerade der Schluß dieser Verse unterstreicht Dr. Fahrners Auffassung, Heilfasten mit Vorbesprechung und Untersuchung, meist auch mit Vorfasten (verminderte Kalorienzufuhr, aber kein völliges Fasten) unter Aufsicht von Spezialisten durchzuführen.
Andererseits handelt es sich bei Eugen Roths Menschen offensichtlich um einen Gesunden.

Wir kehren damit zu der Frage zurück, ob das Konzept Dr. Buchingers – Heilfasten als Behandlungsplan für Kranke – ohne weiteres auf Gesunde übertragbar ist.

Fasten für Gesunde

Ein einfaches medizinisches Beispiel spricht zunächst gegen das Fasten für Gesunde. Nehmen wir eine Verletzung der Beinmuskulatur, etwa eine Zerrung oder einen Muskelfaserriß. Das kranke Bein werden wir unter anderem ruhigstellen, um so den Heilungsprozeß zu fördern.
Anderes empfehlen wir beim gesunden Bein. Hier wäre absolute Ruhe nicht günstig. Ein gewisses Training sollte die Muskulatur bewegen, ohne sie zu überlasten.

Mit diesem Beispiel soll verdeutlicht werden, daß man nicht wie selbstverständlich dieselben Methoden von ihrer Anwendung bei Kranken auf Gesunde übertragen kann.

Dr. Fahrner jedoch bespricht sorgfältig die Übertragung der Buchinger-Behandlung auf Gesunde.
Etwa 80 % aller Erkrankungen führt er mit Recht auf Über- und Fehlernährung, Bewegungsmangel, Genußgifte, Arzneimittel, toxische Gesamtsituation und unbewältigte Lebensproblematik zurück. Beziehen wir uns auf diese Punkte, so können wir tatsächlich nicht viele Menschen für wirklich gesund erachten.

Auf der anderen Seite verfügt unser Körper über ein gutes Maß an Widerstandskräften. Bei ihrem Fehlen wäre Fasten beispielsweise gar nicht möglich. Wir würden nach 2 Tagen völligen Nahrungsentzugs zusammenbrechen.

Also unterliegt auch der Gesunde alltäglich vielerlei Belastungen, die krank machen können, aber dies nicht unbedingt tun.
Wer kennt nicht Freunde oder Kollegen, die unter Streß gereizter reagieren, weniger belastbar sind als früher, ohne daß wir sie als krank bezeichnen?

Hier setzt Dr. Fahrner an und schlägt zu Recht Heilfasten für Gesunde vor, um die beschriebene Dauerbe-/überlastung befristet zu unterbrechen.
Er hat auch ausführliche Studien betrieben, welche Folgen das Heilfasten dem Gesunden mit sich bringt. So kann nachgewiesen werden, daß die Anfälligkeit gegenüber Infekten zurückgeht. Der Körper wird also durch Heilfasten offensichtlich widerstandsfähiger.
Außerdem beugen wir natürlich Krankheiten vor, die früher genannte, klassische Indikationen für Heilfasten darstellen: Bluthochdruck, Herzmuskelschwäche, Zuckerkrankheit, um nur einige zu nennen.

Das erklärt auch, warum Dr. Fahrner bei Patienten, die an diesen Krankheiten leiden und die er nach gründlicher Untersuchung zum Fasten zuläßt, entsprechende Medikamente absetzt. Häufig verbessert das Fasten die Situation des Kranken so gut, daß zumindest während des Klinikaufenthaltes darauf verzichtet werden kann. Ist dies einmal nicht möglich, werden Naturheilmittel gegeben. Über ihren Einsatz entscheiden die laufenden Kontrollen des Patienten.

Die unterschiedlichen Krankheiten werden oft mit abgeänderten („modifizierten") Fastenformen behandelt. Die „Nulldiät" (ohnehin ein Begriff, der bei Buchinger-Anhängern auf wenig Gegenliebe stößt, da er zu einseitig die körperliche Gewichtsreduktion anspricht) wird beispielsweise bei Leberkranken eher vermieden. Diese erhalten eine geringe Kalorienmenge besonderer Zubereitung zusammen mit Säften.

Eine so individuelle Therapie rechtfertigt natürlich den Aufwand einer Klinik. Hier lassen sich für die Patienten zusätzliche Vorteile erreichen. Sie erstrecken sich von physikalischen Anwendungen wie Bädern, Lymphdrainagen, Stromtherapie bis zu gut angeleiteten Entspannungsübungen und empfohlener Auswahl von Fastengetränken.

Das strenge Buchinger-Fasten mit Wasser hat für die Getränke einer recht ausgefeilten Auswahl von Obst- und Gemüsezubereitungen in Saftform mit sinnvollen Vitamingaben Platz gemacht.

Auch dabei kann man einen naturheilkundlichen Ansatz sehen. Zusätzlich kommen in der Fahrner-Klinik homöopathische Arzneimittel zur Anwendung, so daß auf die „Chemie" der Schulmedizin weitgehend verzichtet wird. Vielfach werden Naturheilkunde und Homöopathie in einem Topf vermengt. Die Seiten 47 und 48 sollen dem interessierten Leser in groben Zügen die wesentlichen Unterschiede verdeutlichen. Die Buchinger-Schüler nutzen durchweg beide medizinischen Disziplinen je nach den Erfordernissen ihrer Patienten.

Jede Therapie hat auch Nebenwirkungen, die auftreten können, nicht müssen. Behandlung stellt für den Arzt immer ein Abwägen dar: Überwiegt der mutmaßliche Nutzen die möglicherweise auftretenden Nebenwirkungen? Es ist klar, daß eine noch so sorgfältige Einschätzung sich täuschen kann. Langjährige Erfahrung erleichtert das Abwägen im Einzelfall. Dabei sollte man das Heilfasten insgesamt wie eine Behandlung einstufen. Dr. Fahrner spricht ja auch vom Schneiden ohne Messer und schlägt die Parallele zum chirurgischen Eingriff.

Nebenwirkungen und Fasten

Da Dr. Fahrner die Therapieentscheidung ernst nimmt, verschweigt er auch mögliche Nebenwirkungen nicht. Es ist verständlich, daß die Umstellung zu Beginn des Fastens relativ vielen Menschen zu schaffen macht. So beschreibt Fahrner Kopfschmerzen, Schwindel, Hungergefühl, Wadenkrämpfe, unruhige Beine und Schlafstörungen.

Diesen harmlosen, wenn auch bisweilen recht lästigen Nebenwirkungen kann mit Medikamenten oder anderen naturheilkundlichen Anwendungen begegnet werden.

Bei Patienten mit schon früher vorhandener Migräne oder anderen anfallartigen Kopfschmerzen kann die bekannte Symptomatik zu Beginn des Heilfastens ausgelöst werden. Nach Fahrner wirkt aber der weitere Verlauf sogar recht günstig auf diese Krankheiten.

Etwas anders steht es mit Koliken. Diese betreffen Nieren- und Gallensteinträger. Dr. Fahrner weist darauf hin, daß häufig während des Fastens doch zu wenig getrunken wird. Es gibt Beispiele von Trinkmengen von unter einem Liter täglich. Dies stellt wegen der anfallenden Schlacken auch für die gesunde Niere eine große Belastung dar. Konsequente Überwachung und Anleitung des Patienten schaffen hier Abhilfe.
Ohne Erklärung bleiben während des Fastens gelegentlich auftretende Narbenschmerzen.

Insbesondere bei längerem Fasten können leider auch ernsthafte Symptome auftreten.

Haarausfall und Schleimhautblutungen (Mund, Nase) erscheinen noch relativ harmlos. Aber eine Schleimhautblutung des Darmes verlangt doch starke Beachtung. Mit Vitamingaben kann man den Blutungen oft entgegenwirken. Sie sollten aber als Warnzeichen des Körpers Richtung Fastenende gesehen werden.

Wir hörten ja schon davon, daß exakte Angaben über die Länge sinnvollen Heilfastens weder von Dr. Buchinger noch seinen Schülern gegeben werden können. Umso mehr müsen wir die Fingerzeige der Natur erkennen und aus ihnen Konsequenzen ziehen.

Rheumaschübe unter dem Fasten treten offenbar gerade bei Rheumatikern auf. Was dem Laien vielleicht sehr plausibel erscheint, ist doch im Gesamtkonzept keineswegs selbstverständlich. Schließlich war es ja Dr. Buchinger selbst, der sein schlimmes Rheuma durch Heilfasten heilte.

Hier bleibt das Abwägen von Nutzen und Risiko schwierig. Es muß ebenso individuell entschieden werden wie die Zulassung älterer Patienten mit Herz- und Kreislauferkrankungen.

Dabei ist es gleichgültig, ob Herz-, Gehirn- oder Gliedmaßengefäße betroffen sind. Kritisch kann in jedem Fall der mit Fasten verbundene Blutdruckabfall werden. Dem Gesunden oder auch dem Rheumakranken verursacht der sinkende Blutdruck höchstens kleinere Unbequemlichkeiten wie kurzfristiger Schwindel oder Abgeschlagenheit. Bei Gefäßschäden führt ein Blutdruckabfall zu verminderter Durchblutung der ohnehin schon vorgeschädigten Organe. Es drohen Schlaganfall oder Herzinfarkt. Wir verstehen bei solchen Überlegungen immer besser, warum Dr. Fahrner eine gründliche Voruntersuchung fordert, bevor er Patienten in sein Heilfasten aufnimmt. Die oben angesprochenen Darmblutungen verlangen ebenfalls eingehende Diagnostik, unabhängig, ob man bei ihrem Auftreten das Fasten beendet oder nicht.

Durch die offen angesprochenen Nebenwirkungen wird der Wert des Heilfastens keineswegs verringert. Der Hausarzt informiert uns ja zu Beginn einer notwendigen Therapie über Nutzen und Risiken. Wird dann eine positive Entscheidung zur Behandlung getroffen, dann nützt diese unabhängig von dem Gespräch über etwaige Nebenwirkungen. Für das Heilfasten gilt im übrigen genau wie für die Arzneimittel: wo Wirkung ist, können auch unerwünschte Begleiterscheinungen bzw. Nebenwirkungen auftreten.

Die ärztliche Kunst Erfahrener dient dazu, Risikopatienten zu erkennen und das rechte Maß bei der Behandlung zu finden.

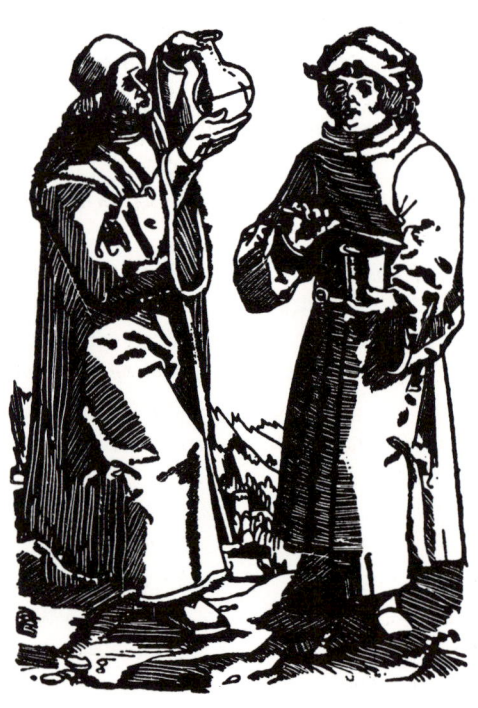

Naturheilkunde

Schon Antike und Mittelalter wandten naturheilkundliche Maßnahmen an. Technische Möglichkeiten moderner Medizin und Arzneimittelherstellung fehlten. So orientierte sich die damalige Naturheilkunde an der Diätetik.

Diaitia bedeutet griechisch die gesamte Lebensweise, also vernünftige Wahl von Essen und Trinken in überlegten Mengen, ausreichende Ruhe, aber auch Anwendung natürlicher Stoffe wie Wasser. Das beispielsweise verband sich in römischen Thermen mit körperlichen Übungen.

Auch die mittelalterliche Klostermedizin gehört zur Naturheilkunde. Sie verbreitet die Phytotherapie, also Arzneimittelanwendung aus dem Klostergarten.

Hufeland, der Leibarzt von Goethe und Schiller, später Professor in Berlin, unterscheidet um 1800 den Naturarzt als Diener der Natur (*minister naturae*) vom (modischen) Schulmediziner, der sich als Meister der Natur aufspielt (*magister naturae*).
Hufelands Hauptwerk heißt „Makrobiotik oder die Kunst, das menschliche Leben zu verlängern".

In den folgenden Jahrzehnten arbeiten medizinische Laien wie Prießnitz, Schroth oder Kneipp und Naturärzte wie Brehmer, Winternitz oder Bircher-Brenner Theorien und Anwendungen der Naturheilkunde aus.

Im 20. Jahrhundert versucht Grote, die „Erfahrungsmedizin" der Naturheilkunde schulmedizinischem Denken anzunähern, was aber auf wenig Gegenliebe stößt. Immerhin wird an der Universität Berlin 1920 der erste Lehrstuhl für Naturheilkunde eingerichtet. Dabei sind die Verbindungen von Schulmedizin und Naturheilkunde unübersehbar.

So wurden viele Maßnahmen der Wasserbehandlung von der Schulmedizin übernommen. Vernünftige Lebensweise gilt beiden Richtungen heute gleich viel. Bei der Arzneimitteltherapie, welche die strenge Naturheilkunde recht zurückhaltend einsetzt, bestehen im Grunde große Gemeinsamkeiten.

Beide Richtungen betreiben Allopathie. Das heißt, sie behandeln Krankheiten mit artfremden Stoffen, die sie von außen in den Körper einbringen. Dadurch unterscheiden sich beide ganz wesentlich von der Homöopathie (siehe Seite 48).

Die Arzneimittel der Naturheilkunde sind überwiegend Pflanzendrogen, deren wirksame Stoffe sich chemisch nicht von den industriell hergestellten Präparaten der Schulmedizin unterscheiden.

Homöopathie

Die Geschichte der Homöopathie ist wesentlich kürzer als die der bis in die Antike zurückreichenden Naturheilkunde.

Wir finden homöopathische Anmerkungen zwar schon um 1500 bei den Ärzten Agrippa von Nettesheim und bei Paracelsus. Der unbestrittene Begründer der Homöopathie ist jedoch Samuel Hahnemann (1755 - 1843).

Seine Lehre fordert, „Gleiches mit Gleichem" zu heilen. Das heißt, anders als bei der Allopathie (griech. allo = ein anderes) keinen artfremden Stoff in den Körper zu bringen.

Zur Anwendung kommen Stoffe, die sogenannte Arzneimittelkrankheiten verursachen. Eine Substanz, die beispielsweise Erbrechen verursacht, wird verdünnt. In dieser Verdünnung, so sagt Hahnemann, beseitigt derselbe Stoff die Krankheitszeichen, die er unverdünnt hervorruft.

Die Art der Verdünnung (die berühmten Potenzen, d.h., ob auf 1/10, 1/100 oder gar 1/1000 verdünnt wird) und die genaue Erforschung der Symptome sind entscheidend für die richtige Anwendung des homöopathischen Arzneimittels.

Für den Homöopathen ist Erbrechen nicht gleich Erbrechen. Er fragt eingehend, ob Hitze verschlimmert, ob Rötung einer Wange vorliegt, ob sich die Symptome am späteren Nachmittag verschlechtern und vieles mehr über die Umstände des Erbrechens.

Jede unterschiedliche Zusammensetzung der Begleitumstände verändert die Arzneimittelwahl, welche auch noch die verschiedene Persönlichkeit unterschiedlicher Menschen berücksichtigt. So gibt es kein allgemeines Antiemetikum (= Medikament gegen Erbrechen) wie in der Schulmedizin, sondern oft sehr unähnliche Mittel gegen das Erbrechen von Herrn Meier, Frau Huber oder Kind Hans. Wenn dieselben Personen Monate später vielleicht wieder brechen müssen, wird neu geprüft. Keinesfalls erhalten sie auf jeden Fall „ihr" altes Präparat, vielleicht erhalten sie jetzt „ihr" neues Mittel.

Vielfältige Diskussionen über Verdünnungsgrade und Arzneimittelmischungen schufen verschiedene Gruppen innerhalb der Homöopathie. Doch die Lehre Hahnemanns verbreitete sich weltweit. Sie steht bis heute in viel stärkerem Gegensatz zur Universitäts- bzw. Schulmedizin als die Naturheilkunde, welche ja allopathisch behandelt.

DER EIGENE WEG

Nachdem ich nun die Entwicklung des (Heil-) Fastens ausführlich beschrieben habe, möchte ich nun meinen eigenen Weg vorstellen. Mein Heilfasten ist bewußt auf die heutige Berufswelt zugeschnitten, vollzieht sich aber auch vor einem geistigen Hintergrund, wenn dieser auch anders geartet ist als der bei Hildegard von Bingen.

Wo liegt das Heil im Fasten? Mit meiner Methode will ich nicht einen weiteren überflüssigen Beitrag zu unrealistischen Träumen liefern. Auch das Scheitern wird hier einkalkuliert. Und was für mich das Wichtigste ist, es wird kein Erfolgsdruck ausgeübt.

Sie ist groß, die Enttäuschung, wenn man eine Woche gefastet hat, d.h. eine Woche der Entbehrung und des Verzichts hinter einem liegen, und dann hat man kein Gramm abgenommen.

Woran liegt's? An Ihnen, an der Diät, an den Drüsen oder an allem zugleich?

Daß eine Fastenkur nicht zur erwünschten Gewichtsabnahme führen könnte, klingt, abhängig von der persönlichen Einstellung, nach Unvermögen, nach Willensschwäche, nach mangelnder Kraft. Schließlich rechnet man ja damit, daß persönlicher Einsatz, guter Wille und vielleicht auch Geld, Berge, besser gesagt Pfunde bewegen können. Diese Überlegung trifft auch durchaus zu. Nur bleibt in den meisten Fällen zweifelhaft, ob sich die Pfunde nicht wieder zurückbewegen.

Dies wäre, abgesehen vom Gefühl eigener Unfähigkeit und Ohnmacht auch insofern ärgerlich, als Zeit, Energie oder auch Geld verschwendet wurden. Denn Zeit, und mehr noch Geld, kann man beim Fasten, das sich noch besser als „Heilfasten" verkauft, schon loswerden: Für einige Tage, günstiger noch für zwei bis vier Wochen, gilt es, eine „radikale Einschränkung der Nahrungszufuhr" durchzuhalten. Ziel ist eine Gewichtsabnahme um jeden Preis, jeder Mißerfolg wird ausgeschlossen.

Wird das vorgenommene Ziel dann trotz aller Anstrengungen nicht erreicht, kann dies leicht zur Resignation führen.

Daß es auch andere Wege und Methoden zum Fasten gibt, auch eine andere Sichtweise, das Heilfasten dürfte in den vorangegangenen Seiten deutlich geworden sein.

Keine Gewichtsabnahme beim Heilfasten? Warum nicht?
Sie werden hören, daß dies mehr mit diesem oft mißbrauchten Begriff zu tun haben kann als eine angebliche Gewichtsreduktion von sechs Kilo in zwei Wochen.
Kann.

Denn Sie werden auch mit den Vorschlägen meiner Methode abnehmen. Sie müssen dabei auch fasten wie woanders. Etwas weniger spektakulär, etwas weniger teuer – mindestens ebenso wirkungsvoll.

Und ich will mich noch weiter vorwagen. Dies ist der Versuch, Fasten so zu verwirklichen, daß *Heil* entsteht. Nicht als Ersatzreligion, aber als sinnvolle Stärkung von in uns vorhandenen Energien, die im Alltag unter der Härte zivilisatorischen Lebens leiden. Kein jammervoller Kultur-Pessimismus soll hier anklingen.

Wir wollen Möglichkeiten betrachten, neben dem Fasten noch einen unsentimentalen Zusatz-Effekt zu erreichen. Dieser umschließt keine Ideologie, ist individuell verschieden und bildet, wie Sie sehen werden, den Kern des Heilfastens, entsprechend der Betonung dieses Reizwortes auf der ersten Silbe.

Beispiele werden dem Verständnis helfen. Meine eigenen Erlebnisse auf dem Athos, dem heiligen Berg der Orthodoxie, sollen Ihnen das verdeutlichen.

Illusion? Mir scheint eher, die Auswirkungen des hier angesprochenen Heilfastens, eben nicht nur des Fastens, sind dauerhafter als kurzfristige, bisweilen gesundheitsgefährdende Leistungstips und -trips für ein falsch verstandenes Heilfasten. Solche Wege belasten den eigenen Körper, den Partner, die Familie. Manche, die so scheiterten, haben mir davon berichtet.

Ende gut, alles gut für diesen Weg? Das Urteil muß der Leser selbst fällen. Diese Einleitung soll ein wenig Appetit machen, kurz Unterschiede zu einer herkömmlichen Betrachtung des Themas anreißen und Mut machen für unverkrampften Erfolg abseits von Sektierertum und Schlankheitswahn.

Fasten –
was heißt das eigentlich?

Die Terminologie geht ganz schön durcheinander. Von Diät wird gesprochen, vom Kuren, vom Hungern – und eben vom Fasten. Gemeint ist mehr oder weniger das gleiche: Weniger essen als normal, um schlanker, schöner, geistig und körperlich fit zu werden.

Wie bereits ausführlich beschrieben, bedeutet das Heilfasten im ursprünglichen Sinn den totalen Verzicht auf feste Nahrung. Es wird nur getrunken: Wasser, Kräutertee, Gemüsesaft.

Viele Ernährungswissenschaftler halten das für ungünstig, sogar gefährlich. Denn: Bekommt der Körper überhaupt keine feste Nahrung, muß er auf andere Energiequellen zurückgreifen.
Die für ihn am leichtesten verfügbaren sind Zuckerreserven in der Leber, also Kohlenhydrate. Im nächsten Stadium baut der Körper Muskeleiweiß ab.
All das kann Kreislaufprobleme verursachen, im schlimmsten Fall sogar zu Nierenschäden führen. Ans Eingemachte, nämlich an die Fettpolster, geht der Körper ganz zuletzt, erst nach ein paar Tagen.

Aus meiner Sicht ist das modifizierte Heilfasten, wie wir es vorschlagen, besser: gesunde Mischkost mit wenig Kalorien, die genügend Kohlenhydrate und Eiweiß enthält.

Der Vorteil einer solchen Ernährung liegt auf der Hand: Der Körper braucht nicht ausschließlich auf die eigenen Bestände dieser Art zurückzugreifen, sondern kann schneller zum Fettgewebe übergehen.

Doch jeder muß die Methode, die für ihn am leichtesten nachvollziehbar ist, für seinen Körper am ehesten realisierbar, selbst finden.

Auf den nächsten Seiten sollen einige Grundlagen des Stoffwechsels, von Körperabläufen in Gesundheit und Krankheit ausführlich dargestellt werden.

DIE GRUNDLAGEN

Die Bausteine der Ernährung

Wieviel von jedem Baustein?

Eiweiß, Fett und Kohlenhydrate sind die Bausteine unserer Ernährung. Das heißt, sie sind in jedem Nahrungsmittel enthalten, in der Möhre genauso wie im Stück Sahnetorte. Allerdings natürlich in unterschiedlicher Mischung. Und es kommt darauf an, daß die ausgewogen ist. Die Deutsche Gesellschaft für Ernährung empfiehlt pro Tag 45 g Eiweiß, 30 g Fett und etwa 100 g Kohlenhydrate.

Beispiel für einen Idealtag:

Morgens:
      Müsli aus Getreideflocken
      mit Milch und Obst,
vormittags:
      1 Apfel,
mittags:
      Pellkartoffeln mit Quark,
nachmittags:
      1 Glas Buttermilch,
abends:
      Salatplatte.

Da hören wir von den Bausteinen der Ernährung:
Eiweiß, Fett und Kohlenhydrate.
Anderes ist selbstverständlich auch noch nötig, beispielsweise Mineralstoffe und Vitamine. Diese haben keine Kalorien – machen nicht dick. Also können wir sie vorläufig getrost übergehen.
Um so wichtiger bleibt das andere.
Die Dreiheit Eiweiß, Fett, Kohlenhydrat hat unterschiedlichen Brennwert. Dieser bezeichnet, was ein Gramm dieser Stoffe unserem Körper wert ist.

Und „wert" meint eine Vorstellung, die für unsere Vorfahren vom Neandertal von größter Bedeutung war. Manchmal auf der Flucht, unsicher, wann die nächste Mahlzeit erreichbar sein würde, abhängig von Klima- und Wettereinflüssen mit ihren Folgen für die frei wachsenden und wild umherlaufenden Nahrungsmittel in pflanzlicher und tierischer Gestalt: Es ging ums Überleben.

Nährstoffe gaben dem Körper die nötige Energie, den rauhen Alltag zu bestreiten. Standen einmal Nahrungsmittel im Überfluß zur Verfügung, konnte der Körper den Überschuß speichern, was für die Erhaltung der menschlichen Art von der Natur vorteilhaft eingerichtet war.

Alle Nahrungsmittel, die nicht für den aktuellen Bedarf gebraucht wurden, wandelte der Leib des Neandertalers in Speicherfett um. Dieses Anlegen von Vorräten, das bis heute unser Körper bei Überangebot von Nahrung vornimmt, erscheint in unserer Überflußgesellschaft eher unerwünscht. Lediglich Fitneß-Studios und eine Flut kommerzieller Diätpläneersteller profitieren davon.

Dem durchschnittlichen Zeitgenossen werden durch besagte Speicherfähigkeit Probleme aufgegeben. Zu allem Überfluß verläuft diese Speicherung recht streng, das heißt, der Körper geht mit dem Überangebot nicht verschwenderisch um, sondern arbeitet wie ein gewissenhafter Haushalter: Er bildet Fett. Gleichgültig, welcher unserer drei Nährstoffe im Übermaß zugeführt wird – es entsteht immer Fett.

Also ein Vereinfachungsprinzip:
Drei unterschiedliche chemische Verbindungen (so können wir Eiweiß, Fett und Kohlenhydrate auch bezeichnen) münden bei der Weiterverarbeitung in eine gemeinsame Endstrecke; oder unter neuzeitlichem Gesichtspunkt freilich etwas lieblos gesagt: Die Fettpölsterchen drücken.
Und das nicht von ungefähr:
9.1 Kalorien lassen sich in einem einzigen Gramm Fett speichern.
Zum Vergleich:
Ein Gramm Kohlenhydrate oder ein Gramm Eiweiß ergeben nur 4.1 Kalorien.

Wieviel Eiweiß braucht der Körper?

Die Deutsche Gesellschaft für Ernährung empfiehlt etwa 45 Gramm pro Tag. Diese Menge ist zum Beispiel enthalten in:

- 1/4 l frische Milch
- 50 g Quark
- 30 g Emmentaler
- 100 g Schweinefilet

Fett ist nicht gleich Fett

Banal ausgedrückt gibt es gutes und schlechtes Fett. Schlecht sind gesättigte Fettsäuren (stecken z.B. in Schmalz) oder einfach ungesättigte (z.B. in Olivenöl). Sie werden vom Körper nur schlecht verarbeitet und wandern zum Großteil in die Depots; das heißt, sie landen als Fettpölsterchen vorzugsweise auf den sogenannten Problemzonen Bauch, Hüften, Oberschenkel. Gut sind dagegen mehrfach ungesättigte Fettsäuren (z.B. in Leinsamen- oder Distelöl). Sie nehmen Einfluß auf die Zusammensetzung der Fettstoffe im Blut und halten den Cholesterinspiegel niedrig.

Wieviel Kohlenhydrate braucht der Körper?

Als Mindestmenge empfiehlt die Deutsche Gesellschaft für Ernährung 130 Gramm pro Tag. Noch gesünder wäre es, wenn der Kohlenhydrat-Anteil 55 bis 60 Prozent der gesamten Ernährung ausmachen würde, d.h. 370 Gramm pro Tag.

Gemeint sind dabei übrigens sogenannte komplexe Kohlenhydrate, wie sie in Vollkornprodukten, Kartoffeln, Hülsenfrüchten, Gemüse und Salat stecken. Die denaturierten Kohlenhydrate (Zucker, Süßigkeiten, alles aus Weißmehl Gebackene) braucht der Körper dagegen nicht, im Gegenteil. Sie gelten als wertlos.

Und wie kommt man auf 370 Gramm Kohlenhydrate?
Geht man von 2000 Kalorien pro Tag aus (der richtigen Menge für Leute, die viel sitzen), wären das:

> 100 g Müsli,
> 1/4 l entrahmte Milch,
> 4 Scheiben Leinsamenbrot,
> 3 Kartoffeln,
> 200 g Erbsen,
> 2 Äpfel,
> 1 Banane,
> 4 Vollkornkekse.

Mineralstoffe, Spurenelemente: Ohne sie geht nichts.

Denn ähnlich wie die Vitamine machen sie viele Vorgänge im Stoffwechsel erst möglich.
Alle Mineralstoffe und Spurenelemente sind im Körper zwar vorhanden, werden aber ständig verbraucht und müssen mit der Nahrung wieder zugeführt werden – Mineralstoffe in großen, Spurenelemente in kleinsten Mengen.

Die wichtigsten Mineralstoffe:

Eisen (für die Blutbildung)
Magnesium (für Nervensystem und Energie-Stoffwechsel)
Calcium und Phosphor (für Knochen und Zähne)
Kalium (für Herz und Muskeln)
Jod (für die Schilddrüse)

Die wichtigsten Mineralstoff-Lieferanten:

Milch (Calcium, Magnesium, Phosphor)
Vollkornprodukte (Magnesium)
Gemüse und Obst (Kalium)
Fleisch (Eisen)
Seefische (Jod)

Die wichtigsten Spurenelemente:

Kupfer (für den Eisen-Stoffwechsel)
Zink (für das Immunsystem)
Mangan (für die Enzym-Aktivität)

Die wichtigsten Lieferanten von Spurenelementen:

Nüsse (Kupfer)
Milch und Fleisch (Zink)
pflanzliche Nahrungsmittel (Mangan)

Einfach unentbehrlich: Vitamine

Vitamine sorgen dafür, daß der Körper die Nahrung richtig ausnutzen kann; sie machen wichtige Stoffwechsel-Prozesse im Körper überhaupt erst möglich.

Hier eine Übersicht über die wichtigsten Vitamine, wozu der Körper sie braucht und in welchen Nahrungsmitteln sie vorrangig stecken.

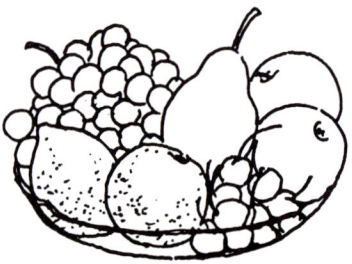

Vitamin A:
für Körperwachstum, gutes Sehen, Haut (in Fleisch, Milch, Leber);

Vitamin B
(eine ganze Gruppe von B1 bis B12):
für seelische Stabilität, Wohlbefinden (in Vollkornprodukten, Nüssen, Milch);

Vitamin C:
zur Vorbeugung gegen Infektionen, für schnelle und gute Wundheilung (in Paprika, Sauerkraut, frischem Obst);

Vitamin D:
für Zähne, Knochen, Haut.
Gilt als „Sonnen-Vitamin", weil der Körper es fast nur unter Einfluß von Sonnenstrahlung bilden kann. Vorstufen sind in Milch und Milchprodukten enthalten;

Vitamin E:
für Kreislauf und Fett-Stoffwechsel (in Weizenkeimen, Vollkornprodukten, pflanzlichen Fetten).

Die Kalorie

Was ist eine Kalorie?

Man weiß es aus dem Physikunterricht:
Eine Kalorie ist das Maß für die Energie,
die man aufwenden muß, um einen Liter
Wasser um ein Grad zu erwärmen.

Unsere Nahrung setzt beim Verdauen
Energie frei, darum mißt man auch den
Brennwert der Nahrungsmittel nach
Kalorien (die vor ein paar Jahren neu
herausgebrachte Meßeinheit Joule hat
sich nicht durchgesetzt). Die berühmte
Angst vor Kalorien, die ja viele Übergewichtige haben, ist also total unbegrün-
det – als Maßeinheit sind sie nichts
schlimmeres als Meter oder Liter.

Die Kalorie, genauer Kilokalorie = kcal
stellt die alte Einheit für die Brennenergie
unseres Körpers dar. Die neue Einheit
heißt Joule. Die Kilokalorie wird in diesem
Buch einfach als Kalorie bezeichnet. Das
ist weniger wissenschaftlich, reicht aber
für unsere Betrachtung aus. Bewußt
gebrauche ich den alten Begriff. Die
meisten Leserinnen und Leser dürften ihn
kennen. Die Verwendung von Joule als
Einheit bietet uns keinen Vorteil.

Somit achtet die Natur doch noch etwas
auf unsere Linie:
Stellen Sie sich vor, ein Übergewicht von
zehn Kilo – durchweg als Fettpolster
gespeichert – würde in Kohlenhydraten
verpackt. Um denselben Energievorrat
bereitzustellen, wäre unter Kohlenhydrat-
bedingungen ein Übergewicht von rund
20 Kilo erforderlich.
Andererseits fällt das Abnehmen durch
den „günstigen" Energiegehalt von Fett
optisch schwerer. Gelingt es Ihnen, von
besagten Fettpolstern ein Kilo abzunehmen, müssen Sie mehr als doppelt soviel
Kalorien einsparen wie für ein Kilo Kohlenhydrate.
Diese Ungerechtigkeit macht die Natur
aber durch vieles wieder wett, was wir
positiv beim Heilfasten nutzen können –
davon später.

Fassen wir das bisher Gesagte kurz
zusammen, so scheint die Forderung
nach „Friß die Hälfte" voll bestätigt zu
werden. Die geneigte Leserin, der wohl-
wollende Leser beginnen an der Ernst-
haftigkeit der Betrachtung zu zweifeln:
Warum ein ganzes Buch für vermeintlich
klare Sachverhalte?

Gestatten Sie mir, jetzt in die Defensive gedrängt, meinerseits einige Zweifel zu meiner eigenen Entlastung vorzubringen. Der scheinbar klare Zusammenhang von Kalorienzufuhr und Gewichtsentwicklung, wie ihn unser kräftiges Sprichwort nennt, wird durch zahlreiche Beispiele widerlegt.

Diese Beispiele kennt jeder. Da ist der Arbeitskollege, der wenig oder gar keinen Sport treibt, bei jedem Essen die größten Portionen vertilgt und zu allem Überfluß nicht müde wird zu bedauern, daß er nicht an Gewicht zunimmt. Oder als Gegenpol: Die Freundin, die jedes Jahr eine neue, nach oben ausgerichtete Kleidergröße benötigt. Mehrere Ärzte haben ihre Hoffnung auf eine Drüsenerkrankung als behandelbare Ursache ihrer Gewichtsprobleme ausgeschlossen. Sie kasteit sich sichtbar. Und Sie kennen diese Freundin so gut, daß Sie genau wissen, sie bemüht sich tatsächlich, ohne sogenannte Sünden dazwischenzustreuen. Sie unterwirft sich also strenger Diät, ohne anschließend frustriert den Kühlschrank zu plündern.

Warum handelt die Natur so unterschiedlich und im letzten Beispiel vielleicht ungerecht? Anscheinend geht der mahnende Satz vom Halbieren der Portionen glatter über die Lippen, als er die Wirklichkeit trifft.

Mit wieviel Kalorien nimmt man ab?

Das ist individuell sehr verschieden, weil neben der Kalorienzufuhr auch Stoffwechsel-Tätigkeit und Körperbau eine Rolle spielen. Trotzdem gilt nach wie vor die Faustregel: Dünner wird, wer weniger Kalorien zu sich nimmt, als er verbraucht.

Tips dazu:

- Für jedes Kilo, das man abnehmen will, muß man 7000 Kalorien einsparen.

- Wer sein Gewicht halten will, multipliziert seine Kilo-Zahl mit 30 und kommt so auf die passenden Tages-Kalorien. Beispiel: Eine Frau, die 60 Kilo wiegt, hat mit 1800 Kalorien täglich die richtige Menge. Will sie abnehmen, muß sie deutlich unter dieses Limit gehen.

Fast jeder Mensch, der seine Nahrungszufuhr und seine tägliche Bewegung als Teil des Kalorienverbrauches in etwa beobachtet, kennt unterschiedliche Phasen. Mal gibt es eine Zeit, wo relativ viele Kalorien ohne Gewichtszunahme und Anlage von Fettpölsterchen zugeführt werden können. Dann kommt es zwischendurch zu Gewichtszunahme – trotz recht beschränktem Nahrungsangebot. Selbstverständlich sind bei dieser Betrachtung keine anderen Gründe einer Gewichtsveränderung (wie Wassereinlagerung oder zehrende Krankheiten) angesprochen.

Hier geraten wir ins Stocken. Wie können wir dieses Verhalten des Körpers erklären? Natürlich können wir fatalistisch sagen: Es ist eben so – genau wie es ohne unsere Einflußnahme einmal regnet und dann wieder nicht. Unsere Überlegungen aber drehen sich ums Fasten. Wenn wir in den erwähnten, auffälligen Gewichtsschwankungen ein System erkennen könnten, kämen wir einer vorhersagbaren Gewichtsabnahme nahe.

Vielleicht schwirrt Ihnen schon der Kopf von soviel „hätte" und „könnte".

Wollen wir da nicht lieber andere für uns denken lassen?

Damit geben wir der Wissenschaft das Signal.

Wir könnten jetzt viele Einzelheiten erfahren. Wie sich die unterschiedlichen Nährstoffe wechselseitig beeinflussen. Eiweiß zum Beispiel muß wesentlich aufwendiger im Körper verarbeitet werden. Das heißt, ein Teil der im Eiweiß vorhandenen Energie (die dann auch Fett bilden kann) wird im Körper zur Weiterverarbeitung gebraucht. Oder anders gesagt: Statt etwa vier Kalorien liefert ein Eiweißgramm nur drei, die restliche Brennenergie blieb in Verarbeitungs-Prozessen auf der Strecke.

Trotzdem: Wir alle kennen Menschen, die peinlich auf eiweißreiche Ernährung achten („Ich esse nur Steaks und Salat") und dennoch ungewollt zunehmen. Hier hilft die Wissenschaft nicht weiter. Sie bietet aber eine beliebte Theorie zur Erklärung unserer Zweifelsfälle an: den „guten Futterverwerter". Es kann die zugeführte Kalorienmenge bei zwei unterschiedlichen Personen durchaus vergleichbar sein, besagt diese Theorie; dennoch kann die eine Person zunehmen, die andere hält ihr Gewicht oder nimmt sogar ab. Hier stünde also guter gegen schlechter Futterverwerter.

Wissenschaftlich kann man das hübsch mit individuell dynamischer Metabolisierung vernebelnd umschreiben. Das erklärt aber nicht viel und hilft uns vor allem praktisch nicht weiter. Hier wird lediglich mit einem Fremdwort eine bekannte Alltagsbeobachtung unnötig kompliziert wiedergegeben.

Man kann mit dieser schönen Theorie vom unterschiedlichen Futterverwerter nicht mehr voraussagen als der einzelne in der Regel ohnehin schon weiß. Ganz im Stich läßt sie uns, wenn wir erfahren wollen, wie die Gewichtsentwicklung individuell zu beeinflussen wäre.

Wir wollen hier darauf verzichten, weitere Theorien vorzuführen. Sie sind für praktische Belange ähnlich unbrauchbar. Das liegt zum Teil daran, daß zwar richtige Ausgangs-Überlegungen getroffen werden, die Verknüpfung aber zu wünschen übrig läßt.

Ein Blick hinter die Kulissen - Steuerung des Stoffwechsels

Gute Futterverwerter?

Es gibt Menschen, bei denen Nahrung schneller in Energie umgesetzt wird als bei anderen. Trotzdem sind viele Fachleute der Meinung, daß das fürs Abnehmen keine so große Rolle spielt. Sondern daß man alles, was anschlägt, einfach zuviel gefuttert hat.

Tip:
Schreiben Sie mal eine Woche lang jeden Bissen auf, den Sie essen (wirklich jeden, auch die Praline vor dem Zubettgehen!) und rechnen Sie ihn mit Hilfe einer Kalorientabelle um. Diesen Durchschnittswert um mindestens 500 Kalorien täglich unterschreiten – dann ist Abnehmen so gut wie garantiert!

Viele wissenschaftliche Betrachtungen richten sich, ebenso wie eine große Zahl von Diätplänen, auf die drei Nährstoffgruppen (Kohlenhydrate, Fette und Eiweiß) aus. Das macht auf den ersten Blick Sinn. Berücksichtigen wir jedoch unsere Beispiele, die schon vorweg gezielte Zweifel ausstreuten, können wir die Sackgasse erkennen. Nicht die Nährstoffe sind das Wesentliche, sondern ihre Verwertung. Und dabei unterwerfen sie sich einer strengen Kontrolle: Hormone greifen entscheidend ein. Mit diesem Zusammenhang scheinen wir ein Stück vorangekommen zu sein.

Um die Bedeutung dieser Hormone zu verdeutlichen, möchte ich ein Beispiel geben.

Stellen Sie sich vor, Sie beobachten eine Großstadt-Kreuzung von oben aus dem 10. Stockwerk eines nahe gelegenen Hochhauses. Dabei können Sie zufällig nur die Hälfte der Kreuzung einsehen. Vor allem sehen Sie von Ihrer Position aus die Kreuzungsmitte nicht. Dort regelt ein Polizist, den Sie ebenfalls nicht sehen können, den lebhaften Verkehr. Sie bemerken lediglich, daß größere Verkehrs-Bewegungen stattfinden, verstehen aber das „Los" und „Stop" dieser Ströme nicht. Erst wenn Sie sich weiter aus dem Fenster lehnen, erkennen Sie in der jetzt einsehbaren Mitte der Kreuzung den Polizeibeamten, dessen nunmehr sichtbare Weisungen den Verkehrsablauf vollständig erklären.

Ähnlich haben wir bei ausschließlicher Analyse der Nährstoffe und ihrer Brennwerte keinen ausreichenden Überblick. Erst wenn wir das Steuerprinzip beachten – im Beispiel der Polizist, im Körper-Stoffwechsel die Hormone – kommen wir der Sache mit dem Fasten näher. Aber wie nahe kommen wir heran?

Wir können darauf antworten, wenn wir die Regeln dieser Hormon-Steuerung verstehen. Doch dabei kommen wir bereits wieder ins Straucheln.

Zwar kennen wir viele wichtige Angriffs-
punkte und Wirkungsweisen der Hormone. Aber manches wurde in Model-
len entwickelt, die sich nicht so einfach
auf den Menschen übertragen lassen.
Denken Sie nur daran, daß menschliches
Eßverhalten viel weniger instinktiv ist und
von ganz anderen Emotionen getragen
wird als das von Versuchstieren (Beispiele: Essen aus Langeweile, Kummer-
speck). Ganz zu schweigen von der ge-
sellschaftlichen Komponente der Nahrungsaufnahme bei uns („Essen ist ein
Gesellschaftsspiel"). Nebenbei kennen
wir wichtige Hormone noch überhaupt
nicht, wir können nur indirekt auf ihre
Rolle schließen.

Damit breitet sich auch hier eine Spiel-
wiese aus für wissenschaftliches Arbeiten. Solche Unternehmungen will ich
nicht gering schätzen. Aber uns geht es
um praktische Überlegungen, welche
klar sichtbare Auswirkungen auf den
Alltag unserer Nahrungsaufnahme
haben sollen. Und dabei sind wir offensichtlich wieder auf uns selber angewiesen. Der Glanz wissenschaftlicher Diskussion mit noch so interessanten Detail-
Kenntnissen (die gelegentlich auch in
der Laienpresse auftauchen) leuchtet
uns für das Thema (Heil-)Fasten nicht ein.

Verstehen Sie mich recht, liebe dem
Zweifel ausgesetzte – und auch jetzt
noch hoffentlich geneigte – Leserinnen
und Leser: Mein Standpunkt lehnt nicht
die wissenschaftliche Betrachtung ab,
widerlegen kann und will er sie schon
gar nicht.

Umgekehrt interessieren den Wissenschaftler oft Fragen nicht, die für uns in
den Mittelpunkt rücken. Mein Hauptziel
ist unwissenschaftlich. Vielleicht steht es
dadurch unserem Lebensalltag um so
näher.

Essen Sie nur aus Hunger?

Beobachten Sie sich mal ganz genau:
Wann essen Sie und warum?

• Nur weil es gerade Zeit fürs Mittag-
oder Abendessen ist? Finden Sie lieber
Ihren eigenen Eß-Rhythmus; warten Sie,
bis Sie Hunger haben.

• Weil Sie abends nach der Arbeit k.o.
nach Hause kommen? Stürzen Sie nicht
gleich an den Kühlschrank. Lieber erst
zur Entspannung ein paarmal um den
Block gehen oder ein schönes warmes
Bad nehmen. Und dann ganz bewußt
und mit viel Lust essen.

Richtig essen kann man trainieren

• Langsam essen, gut kauen, auch
wenn's schwerfällt.
Dann ist man schneller satt.

• Sich nicht eine riesige Portion auf den
Teller schaufeln, erst mal mit weniger
anfangen.

• Kleine Bissen nehmen.

• Das Besteck nach jedem Bissen aus
der Hand legen.

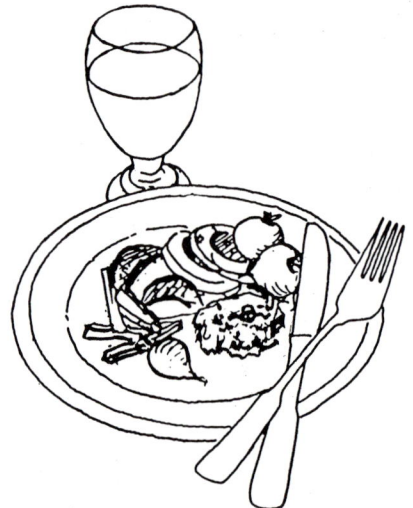

• Die Mahlzeit erst mal halb aufessen.
Dann eine Pause machen und sich
fragen, ob man schon satt ist.
Wenn ja, aufhören zu essen.
Wenn nein, langsam weiteressen.

FASTEN

Von der Entlastung zur Belastung: Das Märchen vom Entschlacken.

Mit der Erörterung von Bausteinen unserer Ernährung, mit Diskussion um nicht gesicherte Hormoneinflüsse wählten wir augenscheinlich einen wenig hilfreichen Ansatz. Diese Grundlagen waren wichtig für ein naturwissenschaftlich orientiertes Verständnis von Stoffwechselschritten in unserem Körper. Die Grenzen mußten wir bald erkennen.

Greifen wir deshalb ein wichtiges Fastenthema auf, das uns überdies dem Heilfasten näherbringt.
Betrachten wir das Stichwort „Entschlackung".

Dabei können wir an vorher Gesagtes anknüpfen. Bislang redeten wir vom Aufbau unseres Körpers. Ein wichtiges Ziel des Fastens betont das Gegenteil: den Abbau von Körpermasse.
Für unsere schon angesprochenen Vorfahren aus dem Neandertal bedeutete das kein Thema. Abbau von Körpergewebe meinte immer auch Bedrohung der eigenen Existenz. Für uns scheint diese Negativbilanz – nichts anderes heißt Abbau von Körpermasse – erwünscht. Weg mit den Fettpolstern!

Nun achten die meisten Anweisungen dazu – häufig Diätpläne genannt – nicht nur auf ein nach unten weisendes Waagepegel. Das gilt zwar als nützlich und erwünscht. Doch mehr noch: nicht nur ein Kalorienziel – Tendenz nach unten –, sondern auch ein Zusatzgeschenk.

Abnehmen in diesem Zusammenhang bedeute auch Entschlackung, heißt es. Vielfältig sind die Belastungen unseres Körpers durch die Nahrungsaufnahme. Zuviel an Kalorien, an Fett, aber auch ein Übermaß an Konservierungsmitteln sowie an unerwünschten Zusätzen wie Schwermetallen oder Farbstoffen.
Weniger wäre für die Gesundheit mehr. Vielleicht könnte man gar durch eine Reduktion der Körpermasse auch die im Körper unnötigerweise gestapelten Stoffe dieser Art vermindern. Doch hochgemute Erwartungen müssen sich überprüfen lassen.

Was meint Negativ-Bilanz? Individuell, also für jeden einzelnen Menschen gesondert, können wir feststellen, wieviele Kalorien zum Aufrechterhalten des Körpergewichtes notwendig sind. Das kann über aufwendige Meßtechniken geschehen; für praktische Belange reicht es, mit Hilfe einer Waage zu überprüfen, ob eine gewählte Kalorienzahl zur Gewichtsreduktion führt.
Nehmen wir an, dies sei der Fall. Was passiert? Der Körper braucht ein gewisses Maß an Energie. Diese ermöglicht grundlegende Lebensvorgänge wie Pumptätigkeit des Herzens oder auch Atmung. Mit jeder unserer Bewegungen wird zusätzliche Energie erforderlich.

Wird sie nicht von außen mit der Nahrung zugeführt, nimmt sie der Stoffwechsel aus der Körpersubstanz. Dabei wird nicht nur Fett eingeschmolzen, sondern auch Muskulatur und andere wichtige Gewebe. All diese Gewebe zerfallen nicht einfach, sondern werden auf komplizierten biochemischen Wegen abgebaut. So gewinnt der Körper bei nicht ausreichender Nahrungszufuhr die nötige Energie. Natürlich wird nicht schlackenfrei abgebaut. Auch ein gut geheizter Ofen hinterläßt Asche. Diese Schlacken können nicht unbegrenzt im Körper verbleiben. Sie müssen auf vorgegebenen Wegen entfernt werden. Dazu ist weitere Energie erforderlich.

Auf den ersten Blick scheint das unsere Bemühungen beim Fasten zu steigern.

Andererseits wissen wir, daß der Körper in solchen Abbau-Situationen auf Sparflamme arbeitet. Er vermindert die Abbau-Energie so weit wie möglich. Das heißt, er spart Kalorien, wo es geht. Für den Abnahmewilligen ungünstig, schlecht auch ganz allgemein.

Die vom Körper eingehaltene Taktik „Sparflamme" beeinträchtigt das Allgemeinbefinden, wie viele wissen. Weniger Antrieb, zunehmende Unlust an körperlicher und geistiger Beschäftigung – diese Auswirkungen sind bekannt. Das läßt sich auf ebenfalls hormonell gesteuerte Veränderungen während der Fastenphase zurückführen. Genaues wissen wir auch hier nicht.

Nur eines ist klar: Bei jedem Fasten müssen die Abbau-Produkte – oben Schlacken genannt – in erheblichen Mengen anfallen. Werden die Rückstände nicht entsorgt, bedeutet dies Vergiftung für den ganzen Körper. Bei Leber- und Nierenkranken etwa kann so eine Zeit reduzierter Nahrungszufuhr zu lebensbedrohlichen Gesundheitsstörungen führen. Der immer wieder geäußerte Warnhinweis hat recht, in solchen Fällen einen hierin kundigen Arzt zu befragen. Meistens wird der aber bei so vorgeschädigten Personen keine Empfehlung zum Fasten aussprechen können. Hieraus ersehen Sie, wie die im Fasten anfallenden Schlacken unseren Körper belasten. Und das nicht nur, wenn eine Organschädigung bereits vorliegt.
Auch der gesündeste Organismus erfährt im Fasten eine deutliche Belastung.

Nun will ich hier nicht übertreiben. Wieder mit Blick auf unsere fellgewandeten Vorfahren wäre es um die menschliche Art schlecht bestellt, wenn eine über Tage andauernde, deutliche Nahrungseinschränkung stets fatale Folgen hätte.

Die Nahrungsaufnahme lange vor unserer pünktlichen Zivilisationsgesellschaft schwankte erheblich und Schäden entstanden dabei wohl relativ selten. Das aber schließt sie keineswegs aus. Nicht von ungefähr werden Reduktionsdiäten mit Hinweis auf reichliche Flüssigkeitszufuhr, vitamin-, gelegentlich auch eiweißreiche Ernährung, durchgeführt.

Viel trinken hilft beim Schlankwerden!

Je weniger man ißt, desto mehr sollte man trinken!
Warum? Weil man vom eigenen Fettgewebe zehrt, sich also fettreich ernährt. Das abgebaute Fett gelangt in die Blutbahn und wird von der Leber verarbeitet. Dabei entstehen Fettabbau-Produkte. Natürlich bleiben sie nicht im Körper, sondern verlassen ihn, hauptsächlich über den Urin. Wenn Sie viel trinken, können Sie diesen Vorgang ein bißchen beschleunigen.
Zwei bis drei Liter Flüssigkeit pro Tag sind ideal, am besten Mineralwasser und Kräutertees.

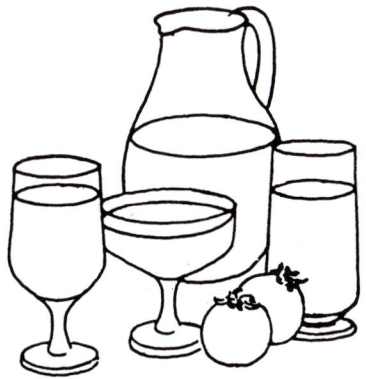

Es gibt sicher annehmbare Methoden zum Abnehmen. Trotzdem bleibt ebenso gewiß, daß die anfallenden Stoffwechsel-Schlacken den Organismus auf jeden Fall belasten.
Die naive Vorstellung, Fasten würde grundsätzlich alles verbessern und der Körper erhole sich dabei nur, ist falsch.

Ebenso falsch wie die Meinung, ein wirksames Medikament habe nur vorteilhafte Wirkungen. Glücklicherweise wächst heute die Anzahl der Leute, die sich zunehmend um Nebenwirkungen kümmern. Manchmal wird das übertrieben, wenn auf lebensrettende Behandlungen wegen relativ untergeordneter, möglicher – das heißt: nicht zwangsläufiger – Nebenwirkungen verzichtet wird. Die Risiken des Unterlassens werden dabei nicht selten bedenkenlos in Kauf genommen.

Angesichts der grundsätzlich erfreulich kritischen Einstellung gegenüber Medikamenten hat es mich immer sehr verwundert, daß die Risiken einer Fastenkur – noch dazu ohne vorausgehende medizinische Beurteilung der Tauglichkeit – mit der naiven Rede vom günstigen Effekt einer Entschlackung gerechtfertigt wurden.

Die Gewichtsabnahme mag ja aus vielerlei Gründen (Beseitigung von Risikofaktoren, Verbesserung des Wohlbefindens) vertretbar erscheinen. Doch die „heilsame" Entschlackung belastet unseren Körper immer, manchmal bedroht sie ihn sogar.

Die Gewichtsabnahme als meßbarer Ausdruck der Entschlackung beansprucht ja den Körper zusätzlich, und das in einer Phase, wo weniger Nährstoffe als sonst zugeführt werden. Während wir also die (Gewichts-) Bremse ziehen, geben wir Vollgas. Jedem Autofahrer ist klar, daß dies keine normale Situation darstellt, von reinem Nutzen für das Fahrzeug scheint sie auch nicht zu sein.

Nun wenden Sie mit Recht ein, der menschliche Körper sei eben kein Auto. Zugegeben. Aber der Vergleich mit gleichzeitigem Bremsen und Gasgeben liegt nicht so weit entfernt. Wir kennen ja Situationen, wo beides gleichzeitig nötig wird, denken Sie nur an das Anfahren am Berg. Um über den Berg zu kommen, also eine Anstrengung zu bewältigen, mag auch jenseits vom Auto-Beispiel die Belastung des Körpers mit Schlacken vertretbar sein.
Sie bleibt aber eine Be- und keine Entlastung. Ähnlich wie bei einem noch so wirksamen Medikament. Dieses belastet auch immer, selbst wenn keine erkennbaren Nebenwirkungen auftreten.

Letztlich kann sich das Medikament als große Wohltat für den Patienten erweisen. In diesem Fall kann man sicher behaupten: Es hat dem Patienten gut getan, es war notwendig, vor allem: Es war vertretbar. Diese Zustimmung bedeutet jedoch nicht, daß wir das Medikament leichtfertig bei der nächsten sich bietenden Gelegenheit wieder einsetzen.

Wir müssen jedes Mal neu abwägen, ob die Belastung im konkreten Krankheitsfall unter sorgfältiger Berücksichtigung der Natur des Patienten angezeigt ist.

Wieder sollte Sie ein Vergleich zum Kern des Problems führen. Das letzte Beispiel handelte sogar vom menschlichen Körper, nicht von seelenlosen Blechkisten. Das Entscheidende ist die gemeinsame Belastung, durch das Medikament ebenso wie durch das Fasten. Hier beißt die Maus keinen Faden ab. Alles (teilweise geschäftstüchtige) Gerede von der problemlosen Entschlackung beruht vermutlich auf unzureichender Informiertheit oder auf Naivität. Wer Ihnen gegenüber damit auftritt, verdient nicht Ihr Gehör.

Ich jedenfalls erachte meinen Körper als zu wertvoll, als daß ich mich von Leuten beraten ließe, die mit ihren Verharmlosungs-Parolen nur ihre medizinische Unkenntnis offenbaren.

Die anderen Entschlackungs-Freunde betrachte ich jedoch nicht als leicht durchschaubare Vertreter der Unwissenheit. Ihr Tun hat nichts mit Naivität gemein. Im Gegenteil, sie wissen nur zu gut um das Zauberwort „Entschlackung". Klingt es nicht wie ein Jungbrunnen, wenn gerade die belastenden Dinge unseres Körpers scheinbar problemlos mit den überflüssigen Pfunden abgegeben werden können? Und weil es so gut klingt, lassen sich auch gute Geschäfte machen.

Wieviele Kuren, wieviele Diäten, wieviele Schriften überfluten auf der Grundlage derart falscher Angaben den Markt. Verbreitung solcher Dinge schätze ich ebenso als fahrlässig ein wie den Einsatz von Medikamenten ohne ausreichende Überlegung und wider geltende Sicherheits-Vorschriften.

Beide Male werden unverantwortlich schädliche Wirkungen auf Menschen hingenommen. Für unsere weiteren Überlegungen bleibt die Einsicht der „entschlackenden" Gewichtsreduktion als belastender Prozeß wichtig. Dies gibt aber nur den physiologischen Aspekt wieder. Lediglich der Körper ist gemeint.

Daß unser Leben bei aller Haftung am Körperlichen auch andere Dimensionen aufweist – nennen wir's Seele, nennen wir's Geist – dürfte allen ohne weitere Belege zu vermitteln sein.
Bevor wir uns dieser ebenso wichtigen Dimension zukehren, gilt es, noch ein anderes Thema anzusprechen.

Übergewichtig = krank? Das Märchen vom Schlanksein.

Bislang betrachteten wir lediglich Stoff-wechsel-Prozesse und meinten in erster Linie die Vorgänge beim Gesunden. Wir können das nicht ohne Einschränkung auf einen übergewichtigen Menschen anwenden.

Kann der denn noch als gesund be-zeichnet werden? Die heute auch die Laienpresse durchziehende Analyse des Risikoprofils eines Lebens läßt daran zweifeln.

Selbst wenn das Körpergewicht norma-les Maß nur unwesentlich übersteigt, kann sich ein Betroffener höchst unwohl fühlen. Unangenehm, wenn die Kleider hauteng sitzen und immer wieder knei-fen. Entmutigend, wenn Freunde und Kollegen zu verstehen geben, daß sie die angesammelten Fettpolster wenig attraktiv finden. Diese bedrückenden Erlebnisse erschüttern nicht nur die Gesundheitsdefinition der Weltgesund-heitsorganisation, WHO. Die meisten empfinden den quälenden Drang notwendiger Gewichtsabnahme auch selbst nicht als Ausdruck guter Gesund-heit. Deswegen wollen wir überlegen, wie bei Übergewicht zu verfahren ist.

Ein Obsttag tut gut!

Wenn die Waage nach kalorienreichen Wochenenden oder Feiertagen ein, zwei Pfund zuviel anzeigt: Machen Sie einen Obsttag. Obst enthält viel Vitamine, Ballaststoffe und wirkt durch seinen hohen Gehalt an Kalium entwässernd.

Ein Kilo pro Tag darf es sein. Wählen Sie aus folgenden Sorten (der Kaloriengehalt pro Pfund in Klammern):

Äpfel (250)
Ananas (150)
Bananen (330)
Birnen (260)
Erdbeeren (180)
Johannisbeeren (250)
Honigmelonen (90)
Wassermelonen (55)
Kirschen (260)
Orangen (195)
Pfirsiche (210)
Pflaumen (290)
Mandarinen (220)
Weintrauben (245)

Für die meisten Menschen unserer Gesellschaft bedeutet Gewichtszunahme mindestens ein Alarmzeichen. Einigen wird der ganze Tag, vielleicht auch die Woche verdorben, wenn sie am Montag auf der Waage feststellen: Ich habe zugenommen!

Verstärkt wird der Eindruck durch Blick in die Tageszeitung, wo meist schlanke, junge Leute die Werbeanzeigen bevölkern. Auch vielfältige Hinweise mit Aufforderung zu Diät, zu körperlicher Aktivität und nicht zuletzt mitleidige Blicke des Verkäufers im Modegeschäft können die pessimistische Bewertung der Gewichtszunahme weiter betonen.

Dabei stellt die Zunahme des Körpergewichtes für sich alleine betrachtet nichts Negatives dar. Vor wenigen Jahrzehnten veröffentlichte die deutsche Ärzteschaft eine besorgte Stellungnahme wegen der Unterernährung der Nachkriegsbevölkerung. Nach einer Operation achten viele Patienten, insbesondere solche mit Tumorleiden, auf einen Gewichtsanstieg und setzen das zunehmende Körpergewicht mit Besserung gleich.

Wir sehen, daß Gewichtszunahme offenbar etwas Relatives darstellt. Und wenn darüber hinaus ein kleiner Gewichtszuwachs (etwa nur über ein Wochenende) die Stimmungslage erwachsener Menschen deutlich verschlechtert, dann scheint mehr dahinterzustecken als einige Kalorien.

Wie sich leicht aufzeigen läßt, wird überwiegend kein tatsächlicher Befund, beispielsweise Gewichtszuwachs von 1.3 Prozent bewertet. In Schrecken versetzten mehr die befürchteten Auswirkungen auf das Schönheitsideal unserer Zeit. Solche Ideale, das wissen wir alle, sind wandelbar und oft sehr unterschiedlich. Im Zeitalter des mannequinvermittelten Umsatzes der Bekleidungsindustrie gelten Rubens und die Schönheiten seiner Zeit als „out". Der „stattliche" Mann der Jahrhundertwende macht keinen Stich gegen den beturnschuhten Windhund, der sich das Sattessen verweigert.

Schwierig wird es, wenn Schönheitsideale in wissenschaftsgläubiger Zeit durch vermeintlich exakte Aussagen gestützt werden. Meist verbirgt sich hinter solchen Bemühungen eine Ideologie („Schlankheitswahn"), die gleichwohl versucht, ihr Ziel objektiv zu rechtfertigen. Oft geschieht das über Meßgrößen („Idealgewicht"), die ohne klare Begründung in den Raum gestellt werden. Man wiederholt dieselben dann so oft, daß schließlich jeder sie für bewiesen ansieht.

Natürlich wird so eine Scheinwahrheit durch bloße Wiederholung nicht richtiger. Allein, die öffentliche Meinung hat den Begriff mittlerweile aufgenommen, gebraucht ihn, ohne ihn noch kritisch zu überprüfen.

Wieviel darf es sein - beim Körpergewicht?

Idealgewicht – wie sieht es heute aus?

Jahrelang waren Normalgewicht und Idealgewicht klar definiert: Das Normalgewicht (nach Broca) errechnet sich, indem man Körpergröße in Zentimetern 100 abzieht. Eine 1,70 Meter große Frau hat demnach bei 70 Kilo ihr Normalgewicht (gilt für Männer genauso). Fürs Idealgewicht ziehen Männer noch mal 10, Frauen 15 Prozent ab.

Heute weiß man, daß diese Werte für stärker gebaute Menschen ein schier unerreichbares Ideal sind. Daher gilt das „Wohlfühlgewicht", dessen Spannbreite von „unter Idealgewicht" bis „über Normalgewicht" reicht. Von Übergewicht spricht man erst, wenn das Normalgewicht um 15 bis 20 Prozent überschritten wird. Dann sollte man aus gesundheitlichen Gründen abnehmen.

Hinterfragt man, etwa durch Vergleich von Versicherungsstatistiken (welche die härtesten Daten liefern), den Begriff „Idealgewicht", wird man ihn alsbald schwinden sehen. Damit will ich keiner Bewegung zur Rettung von Fettpolstern zum Sieg verhelfen. Es ist jedoch unstrittig, daß von der Lebenserwartung bis zu den Chancen bei Operationen Gewichtsklassen günstig sind, die von der Modeindustrie durchweg nur belächelt werden.

Was also kann als normales Körpergewicht gelten? Da wir uns hier mit dem Fasten beschäftigen, reicht es aus, Grenzbereiche nach oben zu ziehen. Hier gilt für mich die alte Regel der Körpergröße in Zentimetern minus 100. Das würde für einen Mann von 175 cm Körpergröße 75 kg bedeuten. Noch nicht berücksichtigt ist hierbei das Geschlecht. Überall wird nämlich akzeptiert, daß bei gleicher Körpergröße das Gewicht von Männern über dem von Frauen liegen darf, was mit der größeren Muskelmasse bei Männern zusammenhängt.

Natürlich läßt dies einen Einwand zu: Eine vergleichbar große, durch Body-Building gestählte Frau hat mehr Muskeln als ein schmalbrüstiger männlicher Stubenhocker mit Bauchansatz. Dieses Beispiel widerlegt aber keinesfalls unsere Regel. Es zeigt nur, daß die oben aufgeführte, recht unmodische obere Gewichtsgrenze berechtigt ist. Manch eine(r) hat sicherlich über diese Ausführungen die Nase gerümpft. Heutzutage ziehen doch viele von dem Gewicht Körpergröße minus 100 noch 10 Prozent für Männer und 15 Prozent für Frauen ab. Hier interessiert uns aber nicht die Annäherung an ein fiktives Gewicht, das für unterschiedliche Menschen doch nicht zutrifft. Wir wollen Stellung nehmen, wann Fasten aus körperlichen Gründen berechtigt ist.

Zur Beeinflussung von Fieber geben wir ja auch nicht eine Zieltemperatur an („ab 38.8 Grad gibt's eine Tablette"). Wir nennen vielmehr einen Bereich (39 - 39.5 Grad), ab dem wir durch fiebersenkende Maßnahmen einem Patienten eindeutig nützen können. Auch hier bleibt ein individueller Spielraum. Dieser wird wesentlich vom Gesamteindruck unseres Patienten beeinflußt. Leidet der Patient an starken Kopfschmerzen, ist er unruhig und weist noch andere Krankheitssymptome auf, werden wir ein Fieber von 39 Grad senken, das wir bei einem kaum beeinträchtigten Patienten durchaus noch hinnehmen.

So auch beim Körpergewicht. Das vorhin angesprochene Normalgewicht läßt keine Karriere als Modepüppchen erwarten. Man wird aber aus medizinischer Sicht deswegen nicht auf Gewichtsreduktion drängen. Sogar zehn bis fünfzehn Prozent nach oben kann dieses Gewicht noch klettern. Erst dann wird die Grenze erreicht, wo man aus belegbaren Gesundheitsgründen zumindest weiteren Gewichtszuwachs verhindern sollte.

Neben diesem, allein auf eine Meßgröße ausgerichteten, Verfahren gibt es noch andere, mindestens ebenso wichtige Argumente fürs Abnehmen.
Wenn Sie sich bei Erreichen des Normalgewichtes nicht mehr wohlfühlen, müssen Sie gegensteuern. Dieser Eindruck entsteht oft dann, wenn das Normgewicht relativ schnell über eine Gewichtszunahme erreicht wird.

Auf Treppen, die früher mühelos zu bewältigen waren, verspürt man jetzt Atemnot. Vormals locker sitzende Kleidungsstücke spannen und erinnern uns bei jeder Bewegung an die Gewichtszunahme.
Diese Beeinträchtigung des Lebensgefühls stellt für mich mehr Grund dar, Fastenkuren oder Diätpläne aufzustellen als wenig besagende Gewichtszahlen, von denen vorher die Rede war.

Natürlich sollte diese Beeinträchtigung genuin sein, das heißt, ein ursprüngliches Gefühl des Betroffenen ausdrücken. Eingeredete Gewissensbisse, die eher einer Mode-Ideologie folgen als der persönlichen Meinung entsprechen, sind ein schlechter Grund fürs Heilfasten, ja schließen dieses sogar aus. Davon werden sie noch später hören, wenn es um die wichtigen nicht-körperlichen Aspekte des Heilfastens geht.

Was sollten Sie wiegen?

Die folgenden Tabellen geben Ihnen einen ungefähren Anhaltspunkt und berücksichtigen schlankeren bzw. stärkeren Körperbau.

MÄNNER

Größe cm	Min. kg	Idealgewicht Mittelwert kg	Max. kg
155	50,4	54,2	58,2
156	51,1	55,0	59,2
157	51,7	55,8	60,1
158	52,4	56,6	61,1
159	53,1	57,5	62,0
160	53,7	58,3	63,0
161	54,4	59,1	63,9
162	55,1	59,9	64,8
163	55,7	60,7	65,8
164	56,4	61,6	66,7
165	57,0	62,4	67,6
166	57,7	63,2	68,6
167	58,4	64,0	69,5
168	59,0	64,8	70,5
169	59,7	65,6	71,4
170	60,4	66,4	72,3
171	61,0	67,2	73,3
172	61,7	68,0	74,2
173	62,4	68,8	75,1
174	63,1	69,5	75,9
175	63,8	70,2	76,6
176	64,5	70,9	77,4
177	65,2	71,6	78,1
178	65,9	72,4	78,8
179	66,5	73,1	79,6
180	67,2	73,8	80,3
181	67,9	74,5	81,0
182	68,6	75,2	81,8
183	69,3	75,9	82,8
184	70,0	76,6	83,3
185	70,6	77,3	84,0
186	71,3	78,0	84,8
187	72,0	78,8	85,5
188	72,7	79,5	86,2
189	73,3	80,2	87,0
190	74,0	80,9	87,7
191	74,7	81,6	88,4
192	75,4	82,3	89,2
193	76,1	83,0	89,9
194	76,8	83,7	90,6
195	77,4	84,4	91,3

FRAUEN

Größe cm	Min. kg	Idealgewicht Mittelwert kg	Max. kg
145	41,7	45,8	49,6
146	42,2	46,1	50,1
147	42,7	48,7	50,6
148	43,2	47,2	51,2
149	43,8	47,7	51,7
150	44,3	48,2	52,2
151	44,8	48,8	52,7
152	45,3	49,3	53,3
153	45,8	49,8	53,8
154	46,4	50,3	54,3
155	46,9	50,9	54,9
156	47,4	51,4	55,4
157	47,9	51,9	55,9
158	48,4	52,5	56,5
159	49,0	53,1	57,2
160	49,5	53,8	57,9
161	50,0	54,4	58,5
162	50,5	55,0	59,2
163	51,1	55,7	59,9
164	51,7	56,3	60,5
165	52,4	56,9	61,2
166	53,0	57,6	61,9
167	53,6	58,2	62,5
168	54,3	58,8	63,2
169	54,9	59,4	63,9
170	55,5	60,0	64,5
171	56,1	60,7	65,2
172	56,8	61,3	65,8
173	57,4	62,0	66,5
174	58,0	62,7	67,3
175	58,6	63,4	68,1
176	59,3	64,1	68,9
177	59,9	64,8	69,7
178	60,5	65,6	70,5
179	61,1	66,2	71,3
180	61,8	67,0	72,1
181	62,4	67,7	72,9
182	63,0	68,4	73,7
183	63,6	69,1	74,5
184	64,3	69,8	75,3
185	64,9	70,5	76,1

Wenn Sie mit den Normal- und Ideal-
gewichts-Tabellen nichts anfangen können, probieren Sie's mal mit folgender
Rechenformel:

Den Brustumfang messen, und zwar
einmal nach tiefem Ein-, einmal nach
tiefem Ausatmen.
Den Mittelwert mit der Körpergröße in
Zentimetern multiplizieren und das
Ganze durch 240 teilen.
Heraus kommt ein Sollgewicht, das den
jeweiligen Körperbau berücksichtigt.

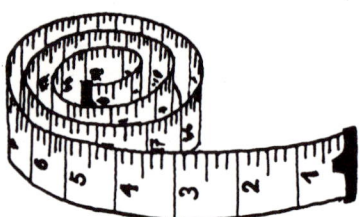

Der Body Mass Index

Etwas realistischer als das übliche Nor-
mal-, Idealgewicht-Schema ist der
sogenannte BMI (Body Mass Index), also
eine Maßeinheit, die die Körpermasse
feststellt. Man berechnet den BMI, indem
man Körpergewicht in Kilogramm durch
die Körpergröße in m^2 teilt.

Beispiel:
Eine 1,72 Meter große Frau wiegt 63 Kilo.
Ihr BMI

$$\frac{63}{1{,}72 \times 1{,}72}$$

liegt bei 21,29.

Das bedeutet:

BMI 18 – 25 = normalgewichtig
BMI 25 – 30 = leicht übergewichtig, bei
gesundheitlichen Auswirkungen abnehmen
BMI über 30: dringend abnehmen

Fasten - wann und wie?

Zunächst wollen wir aber unsere Betrachtung der körperlichen Seite vervollständigen. Dabei meine ich gar nicht mögliche organische Ursachen einer Gewichtszunahme. Sie reichen von Funktionsstörungen der Schilddrüse und Nebenniere über Hirnerkrankungen bis hin zu Nebenwirkungen vieler Medikamente.

Wenn tatsächlich kräftiges Übergewicht vorliegt (mehr als das Normgewicht + 30 Prozent) oder wenn ohne überzeugende Erklärung ein stets zunehmendes Körpergewicht über längeren Zeitraum auffällt, müssen solche Krankheiten als Möglichkeit bedacht werden. Vor einer etwaigen Gewichtsreduktion ist in diesen Fällen eine ärztliche Untersuchung nötig. Obwohl ich selber in meiner ärztlichen Tätigkeit immer wieder solche mit Übergewicht verbundenen Krankheiten antreffe, möchte ich bei meiner Methode doch ausschließlich von der selbständig durchgeführten, ärztlich nicht überwachten Gewichtsreduktion sprechen. Wer will die Unterscheidung aber genau treffen?

Wann ist die ärztliche Begleitung erforderlich, wann verzichtbar?
Man kann jede Gewichtsabnahme theoretisch so verkomplizieren, daß tödliche Gefahren drohen, wenn die Maßnahme ohne Überwachung eines Arztes durchgeführt wird.
Hier muß man freilich kritisch anmerken, daß Gefahren auch mit Arzt drohen können. Ob letzterer sie tatsächlich individuell abschätzen und dann auch noch abwenden kann, sei dahingestellt. Immerhin bleibt die Frage zwischen „normalem" Übergewicht und überwachungsbedürftiger Gewichtsabnahme.

Wenn keine Krankheitssymptome vorliegen und das Übergewicht 30 Prozent des Normalgewichtes nicht übersteigt, kann die Fastenkur ohne weitere Untersuchung und Überwachung durchgeführt werden (also bei 170 Zentimetern Körpergröße 70 Kilo als Normalgewicht plus 21 Kilo als 30 Prozent Zuschlag; unorthodox will ich gar keinen Unterschied zwischen den Geschlechtern treffen. Wenigstens hier gilt Gleichberechtigung).

Bestimmte Verhaltensweisen müssen jedoch beherzigt werden (davon später ausführlich im praktischen Teil), etwa ausreichende Flüssigkeitszufuhr.
Unser Heilfasten dauert außerdem nur eine Woche, was praktische Gründe hat. Damit sind zugleich wesentliche Gefahrenmomente vermieden, wie sie wochen-, ja monatelange Fastenkuren mit sich bringen. Ich beschreibe hier eine „Kur für Jedermann".

Das kennzeichnet auch meine Auffassung vom Heilfasten als „menschlicher Möglichkeit". Es kann kein Eliteanspruch abgeleitet werden. Dies klingt natürlich wenig exklusiv. Besonderes Ambiente findet sich ja auch nicht in diesem Buch. Hierfür stünde Ihnen eine beachtliche Anzahl von spezialisierten Instituten zur Verfügung, in denen Sie beträchtliches Geld loswerden können. Ich bestreite keineswegs, daß solche oft ausgeklügelten Kuren ihr Geld wert sind. Allerdings halte ich den Aufwand für zu hoch. Etwa so, als kauften Sie ein Luxusauto für die tägliche Fahrt zum Arbeitsplatz, der drei Kilometer von Ihrer Wohnung entfernt liegt. Machen läßt sich das natürlich, mir erscheint es verschwenderisch. In diesem Sinne wird dieses Buch praktische Anleitungen zu einer wesentlich billigeren Alternative geben.

Nebenbei liegt meines Erachtens bei den wohlorganisierten, wohlbezahlten Kur-Instituten ein Widersinn beim Heilfasten vor: Mit einigem finanziellen Aufwand werden vermeintliche Schäden aufgefangen (Übergewicht, „Schlakken"), die durch eine Überlastung im Alltag entstanden sind. Streß, um hier dieses recht nichtssagende, aber (zu) oft verwendete Wort einmal anzubringen, Streß führt ja häufig zu unüberlegter Ernährung. Diese bedeutet so gut wie immer ein kalorisches Überangebot, nicht zuletzt, weil mit dem Essen ein gewisses Abreagieren einhergeht.

Für diese tagtäglich zu beobachtenden Zusammenhänge muß die Tiefenpsychologie mit „oraler Ersatzbefriedigung" nicht unbedingt bemüht werden.
Die Folge des Ganzen – das Übergewicht – wird dann unter Verbrauch des Geldes, das im streß-belasteten Alltag erworben wurde, wieder abgebaut. Damit schließt sich der Kreis. Die Fastenübungen finanzieren sich also aus ihren eigenen Ursachen. Geschickt hat dies eine mittlerweile ausgedehnte Gesundheitsindustrie erfaßt.

Ich will dem nichts Grundsätzliches entgegenhalten. Jeder soll nach der eigenen Fasson selig werden, war schon eingangs unser Motto.

Andererseits sehe ich aber nicht ein, warum diese teuren Fastenwege die einzigen zum „Heil" darstellen sollen. Die weitgehende Beschränkung des Zivilisationsmenschen auf seinen Körper, den er vom Alltag gequält in einer Gesundheitsfabrik unter Verwendung von Urlaub und Geld wiederherzustellen glaubt, verlangt eine echte Alternative. Diese eignet sich nicht für aufsehenerregende Hinweise („…entschlacke in der berühmten Klinik von Prof. XY…"). Meinen Vorschlag dagegen kann jeder durchführen, der bereit ist, eine Woche Urlaub aufzuwenden.

Wir sehen: Mit Annäherung an praktische Fragen wird's komplizierter. Ähnlich wie die guten Vorsätze noch leicht über die Lippen kommen, solange Sahnetorte oder Schweinshaxe nicht vor uns stehen.

Wir wollen deswegen das Fasten zunächst alleine betrachten.

Heilfasten ist nicht nur ein längerer, sondern auch umfassenderer Begriff. Dadurch entstehen zusätzliche Schwierigkeiten, so daß wir erst nach dem „einfachen" Fasten darauf zurückkommen werden.

Das Heilfasten nach Dr. Grethlein

Vom Fasten zum Heilfasten

Wir haben jetzt von der Vermarktung des (Heil-)Fastens gehört – ein Wort, das Widerspruch in sich trägt. Auch Gesundheit läßt sich nicht kaufen. Dabei können wir aber einen entscheidenden Beitrag selbst leisten – durch überlegte Lebensweise, durch Beachten von Risikofaktoren, durch regelmäßige Vorsorge-Untersuchungen. Eine Garantie für anhaltende Gesundheit ist dadurch nicht zu erreichen. Immerhin – die genannten Bemühungen stellen einen ganz wesentlichen Beitrag zur Aufrechterhaltung unserer Gesundheit dar.

Ähnliches gilt für das Heilfasten. Auch hier können wir keinen einklagbaren Vertrag schließen, der uns bei Mißerfolg entschädigt. Wir sind aber in der Lage, durch eigenen Beitrag das Ziel verläßlicher zu erreichen. Wer kann sich nun zur Startlinie begeben?

Einmal alle, die das Normalgewicht überschritten und daher medizinische Gründe haben, Heilfasten auszuprobieren.

Darüber hinaus, wer den Eindruck gewonnen hat, durch Gewichtsreduktion ließe sich das Lebensgefühl verbessern. Das gilt auch für Leute, die sich jetzt schon gut fühlen. Warum sollte sich nicht auch das noch verbessern lassen?

Damit spreche ich einen Konflikt an, der sich erst auf den zweiten Blick erfassen läßt. Das Fasten wird medizinisch definiert. Eine klare Absicht: Die Gewichtsreduktion. Ein deutlicher Weg: Diätpläne, um das Ziel zu erreichen.

Und überprüfbare Kontrollen: Die Diäten geben Kalorienzahlen an. Sie liegen tunlichst unter dem individuell verschiedenen Kalorienverbrauch. Wenn eine angenommene, niedrige Kalorienzahl tatsächlich greifen soll, muß die Waage den Fortschritt belegen. Kontrolle also.

So gründet sich das rein körperlich ausgerichtete Fasten auf rationale Aspekte. Es wird von Vernunftgründen beherrscht und überwacht. Damit bahnen sich Schwierigkeiten zu derjenigen Einstellung an, die gefühlsmäßig zum Heilfasten drängt.

Wie schon angedeutet, versuchen hierbei normalgewichtige Menschen ihr Lebensgefühl noch zu verbessern. Emotionale Faktoren geben häufig den Ausschlag. Der Konflikt stellt sich also zwischen der Ratio – den Vernunftgründen – und der Emotion, die gefühlsmäßig vorgeht.

Letztere treibt sicher nachhaltig die Motivation zum Fasten an.

Soll man beide Wege nebeneinander stehenlassen, auch auf die Gefahr hin, daß die gegensätzlichen Standpunkte einander zu verdrängen suchen? Doch das Nebeneinander, um nicht zu sagen Gegeneinander, muß nicht sein. Zwanglos lassen sich die scheinbaren Gegensätze zusammenführen.

Zweifellos muß die Ratio, die vernünftige, auch naturwissenschaftliche Modelle betrachtet, die führende Rolle beim Fasten spielen. Die körperliche Seite hat klare Zahlen-Vorstellungen: das Gewicht muß nach unten. Auch die schönste Gewichtsabnahme vermag jedoch nicht das Lebensgefühl entscheidend zu verbessern. Und hier liegt ein wesentlicher Punkt.

Nur um einige, anscheinend verbesserte Zahlen anbieten zu können, lohnt der Aufwand nicht. Das Lebensgefühl zu steigern ist entscheidend. Das Gefühl steht also bei unserer Betrachtung über der Vernunft.

Hierzu müssen wir die Ebene des reinen Fastens verlassen. Nun tritt das Heilfasten auf den Plan. Es ist auf die körperliche Dimension des Fastens angewiesen. Aber gleichzeitig übersteigt Heilfasten das reine Gewichtabnehmen erheblich. Damit haben wir den vermeintlichen Gegensatz von Fasten und Heilfasten aufgehoben. Beide hängen bei aller Verschiedenheit eng zusammen.

Natürlich können Sie fasten ohne jeden Zusatzaspekt. Die Erfahrung zeigt jedoch, daß abzielen auf reine Gewichtsreduktion ohne entsprechenden geistigen Hintergrund (Sie können das modern Motivation nennen) zwar hier und heute ausreicht. Schon morgen kommt es zum Rückfall. Wieder Gewichtszunahme. Und das nicht von ungefähr. Nach Ende der gerade durchgehaltenen Gewichtsabnahme besteht keine innere Spannung mehr, kein Rückhalt, die Reduktionsdiät glich einer heruntergespulten Formel. Nach Abschluß der Diät wird die Formel zur Seite gelegt. An den Lebensgewohnheiten des Alltags wie streßbedingter Zufuhr überreichlicher Kalorien hat sich nichts, gar nichts geändert. Das alleinige Fasten scheitert damit oft vorhersehbar. Um dieses Problem zu vermeiden, ja um zusätzlichen Gewinn zu erwirken, stellt sich uns das Heilfasten vor. Es bietet die Möglichkeit, über aktuelle Gewichtsreduktion – Fasten bleibt ja ein wichtiger Teil des Heilfastens – längerfristig den Fastenerfolg zu stabilisieren, ja zu steigern: Verbesserung des Lebensgefühls als Frucht beim Heilfasten.

Im Vordergrund des Heilfastens also steht unser Fühlen. Ziel ist es, sich besser zu fühlen. Fühlen Sie sich schlecht, haben Sie einen guten Grund zum Heilfasten. Resultiert dieses „Ungefühl" gar aus dem Eindruck, zu dick zu sein, kommt noch ein guter Grund hinzu.

Fühlen Sie sich dagegen gut, wird Ihnen niemand Heilfasten aufzwingen wollen. Grund, es abzulehnen, besteht ebensowenig. Wer sich gut fühlt, kann sich meist auch noch besser fühlen.

Voraussetzungen

Man kann sich schlecht fühlen und kennt den Grund dafür: eine Krankheit. Dabei möchte ich gar nicht zwischen Herz-, Nieren- oder Lebererkrankung unterscheiden. Krankheit bedeutet vielfach ein Ungleichgewicht im Organismus, meist eine zusätzliche Belastung.

Heilfasten kann auch hier günstig wirken, manchmal stellt es sogar einen wichtigen Baustein im Behandlungsplan einer Erkrankung dar. Bevor Sie sich als Kranke oder Kranker für Heilfasten entscheiden, rate ich Ihnen, bei einem Arzt nachzufragen, der für die Beurteilung dieses Problems genügend Kenntnis und Erfahrung besitzt.

Oft kann Ihr Arzt dann auch bei einer bestehenden Erkrankung Heilfasten empfehlen. Vielleicht wird er Ihnen vorschlagen, den Zeitpunkt zu verschieben; vielleicht gibt er Ihnen auch gezielte Empfehlungen, die mit Ihrer Krankheit zusammenhängen.

Einen entsprechend kundigen Arzt sollten Sie auch fragen, wenn (noch) keine Erkrankung festgestellt wurde, Sie aber schon Anzeichen spüren, daß in Ihrem Körper etwas nicht stimmt:
Seit Monaten Ermüdbarkeit schon bei mittlerer Belastung, die Sie früher nicht kannten;
zwischendurch Druckgefühl im Brustbereich, das nach einigen Minuten von selber wieder nachläßt;
Schwierigkeiten beim Wasserlassen auch ohne Schmerzen, was Ihnen noch vor einem Jahr unbekannt war.

Auch bei vermeintlich geringfügigen Symptomen ist ein zusätzliches Versichern der Entscheidung zum Heilfasten durch ärztliche Kontrolle anzuraten. Natürlich können Sie auch grundsätzlich vorher eine orientierende Durchuntersuchung anberaumen.
Ab dem 40. Lebensjahr empfiehlt sich das ohnehin jährlich. Damit soll aber nicht durch die Hintertür gefordert werden, daß vor dem Heilfasten generell eine ärztliche Untersuchung nötig wird. Unser Körper meldet sich durchweg von selber, wenn sein Gleichgewicht gestört wird. Wir müssen aber auf seine Signale hören.

Als Altersobergrenze für Heilfasten empfinde ich 70 Jahre.

Sie merken: Der Zeitpunkt wurde recht willkürlich gewählt. Aber dieses Alter stellt einen gewissen Einschnitt bei den Stoffwechselabläufen dar. Die laufen dynamisch ab. Schon deshalb kann eine starre Altersgrenze angezweifelt werden.

Diese Bewegung im Stoffwechsel unterscheidet 69- und 70jährige nicht wesentlich voneinander. Zudem sprechen wir häufig vom „biologischen Alter". Das meint dann, ein 55jähriger, der raucht und trinkt sowie Sport ablehnt, verfügt oft über eine schlechtere Körperlichkeit als ein 70jähriger, der sich – zurückhaltend gegenüber Genußgiften – fit hält. Entscheidender als das Lebensalter in Jahren ist also der Zustand des Einzelnen.

Krankheit als ein veränderter Zustand unseres Körpers wurde bereits angesprochen.

Keine Krankheit, aber eine weitere Zustandsänderung stellt die Schwangerschaft dar („andere Umstände"). Hier rate ich grundsätzlich vom Heilfasten ab. Bestimmte Diäten auf Rat des betreuenden Frauenarztes können bei manchen Schwangerschafts-Problemen sehr hilfreich sein, etwa bei Komplikationen mit Wassereinlagerung.

Fasten und damit auch Heilfasten stellen in der Schwangerschaft jedoch stets einen Mangel für Mutter und Kind dar. Belastet wird der Organismus durch die Schwangerschaft ohnehin erheblich. Da verbessert Zusätzliches wie Heilfasten nicht, im Gegenteil, es schafft Gefahren.

Das neue Konzept

Also doch: Heilfasten als Belastung.
Hier will ich mein Konzept vom Heilfasten
als sinnvollem Tun zugunsten des ganzen, gesunden, wenn auch vielleicht
übergewichtigen Organismus entwerfen.

Auf der einen Seite eine gewisse körperliche Belastung durch im Fasten anfallen-
de Schlacken. Andererseits ein Herab-
stimmen der stets beanspruchten, nicht
selten überforderten Körperfunktionen im
Alltagsleben. Zusätzlich – und das bildet
den wichtigen Ausgleichspunkt über alle
Saftkuren hinaus – Entlastung des seelisch-geistigen, wenn Sie wollen, auch
spirituellen Bereiches in unserem Leben
durch Abschalten von der Alltags-
Monotonie und dosierte Belastung mit
geistiger Tätigkeit.

Damit sehen wir auf der körperlichen
Seite die Belastung (Schlacken) als
Grundgegebenheit des Fastens. Diese
Beanspruchung beschränken wir mit
einer durchdachten Diät. Außerdem
halten wir sonstige Anforderungen
(große körperliche Anstrengung, Termin-
druck im Beruf u.ä.) fern.

Auf der geistigen Ebene verhält es sich
gerade umgekehrt. Durch die bewußte
Abkehr vom Alltag entlasten wir uns
während der Heilfastenwoche. Eine
dosierte Belastung wird jedoch als erwünscht herbeigeführt, sei es als Musikstunde, als bildnerisch-handwerkliche
Tätigkeit oder als Beschäftigung mit
Büchern.

In diesem Wechselspiel von Be- und Entlastung (körperlich genau umgekehrt
wie im spirituellen Bereich) liegt auch ein
Reiz dieses Heilfastens. Ich habe ihn erst-
mals vor etwa 20 Jahren auf einer Reise
zum heiligen Berg Athos erfahren.
Davon werde ich noch berichten. Dieses
Konzept vom Heilfasten läßt sich ohne zu
große Mühe auf unser Leben hier übertragen.

Wie bereits kurz angesprochen, erfordert das keine wesentlichen finanziellen
Mittel. Aufwand läßt sich jedoch nicht
umgehen, wenn wir etwas erreichen
wollen. Allein, dieser Aufwand erwächst
zeitlich. Mein Konzept des Heilfastens
bringt keine Erfolge als gerade noch
durchgehaltenes Anhängsel an die
normale Tagesbelastung. Auch ein Um-
schichten der Schwerpunkte (in erster
Linie Fasten, wenig Bereitschaft für den
Weg zu sich selbst) hindert eher.

Am besten, Sie nehmen für Ihren Heilfastenplan Urlaub.
Ja, wie ein Reiseveranstalter wirbt:
für die wertvollsten Wochen des Jahres.

Die Zeit zum Heilfasten

Entringt sich Ihnen, liebe Leserin, lieber Leser, jetzt ein Stöhnen: Ja, muß das denn sein mit dem Urlaub? Vielleicht ließe sich auf Teneriffa mit Tennis, Golf und Baden auch eine erfolgreiche Gewichtsreduktion vorantreiben.
Bei ausgiebiger sportlicher Betätigung könnte man eventuell und nur ab und zu – versteht sich – auch am Büffet des Hotels etwas sündigen, ohne daß dies gleich allzu stark zu Pfunde schlüge.

Wenn dieser Gedanke für Sie einer echten Überlegung wert ist, dann fahren Sie hin. Verschieben Sie das Heilfasten. Es ist Ihnen noch nicht wichtig genug. Lesen Sie trotzdem das Buch zu Ende. Nicht, weil ich Sie auf den nächsten Seiten endgültig zum wahren Heilfasten bekehren will. Sie sollen sich vielmehr ein vollständiges Bild machen. Erst dann nämlich können Sie sich wirklich und damit richtig entscheiden.

Günstig fürs Heilfasten fällt zumindest ein zeitlicher Vergleich aus.
Für Teneriffa sollten Sie mindestens zwei Wochen aufwenden.
Der Heilfastenplan umfaßt eine Woche, nicht mehr. Sie können auch versuchen abzukürzen (vier Tage). Ich rate Ihnen hiervon ab. Zumindest beim ersten Mal halte ich Heilfasten über eine ganze Woche für wichtig.

Weil wir gerade einen Zeitplan aufstellen: wie oft empfiehlt sich Heilfasten in dieser Art?
Als Richtmaß gilt einmal im Jahr, höchstens aber zweimal. In diesem Fall bitte nicht kurz hintereinander, sondern mit mindestens vier Monaten Abstand.
Die Zeitempfehlung betrifft nur das Heilfasten. Wenn notwendig können Sie nach der Heilfastenwoche weiter Ihr Gewicht mit entsprechender Diät verringern. Dann empfehle ich Ihnen jedoch ärztliche Aufsicht.
Motiviert für medizinisch begründetes weiteres Abnehmen sind Sie durch die Heilfastenwoche sicher in besonderem Maße.

Wir haben in der Heilfastenwoche zwei ganz verschiedene, sich teils ergänzende, teils widersprechende Bereiche menschlichen Lebens zu beachten: den körperlichen und den seelisch-geistigen.

Für den körperlichen Bereich führe ich hier lediglich noch einige allgemeine Anhaltspunkte auf. Die Einzelheiten entnehmen Sie bitte den am Ende des Buches wiedergegebenen Ernährungsplänen. Diese stellen ein „Ungefähr" dar. Es kommt nicht auf eine Kalorie hin oder her an. Das Gesamtkonzept muß stimmen. Die Diätpläne sind doppelt ausgearbeitet. Wie bei der Bundesbahn liegt ein Sommer- und ein Winterplan vor.

Die Aufteilung berücksichtigt das unterschiedliche Nahrungsmittelangebot in den einzelnen Jahreszeiten. Es macht keinen Sinn, im Winter mühselig nach Sommergemüse zu fahnden, nur um einen Ernährungsplan zum Heilfasten buchstabengetreu zu erfüllen. Das wäre zu kostspielig und für Interessenten außerhalb von Großstädten ohnehin schwierig. Das außerhalb der Saison künstlich gezogene Sommergemüse entbehrt häufig ausgewogenen Geschmacks, und wegen meist zu früher Ernte fehlen entscheidende Vitamine. Würden wir uns über naturgesetzte Grenzen wie die Jahreszeiten hinwegsetzen, widerspräche das ja unserem Konzept einer Rückkehr zu sich selbst. Denn Teil der Natur sind wir alle.

Für jeden Fastentag und für jedes einzelne Gericht gebe ich ungefähre Kalorienzahlen an. Dabei können Sie durchaus variieren und die Mengen ändern. Für Ihre erste Heilfastenkur empfehle ich Ihnen jedoch enge Anlehnung an die am Schluß dieses Buches aufgeführten Vorschläge.

Sie werden meiner Erfahrung nach beim ersten Mal genügend mit anderem zu tun haben. Zusätzliche Rechenaufgaben um die Kalorien lenken da mehr ab, als daß sie nutzen. Um die unumgängliche Vorbereitung für den Fastenteil möglichst in den Gesamtablauf einzufügen, sollten Sie vor Beginn der Woche überlegen, welche Nahrungsmittel Sie bereitstellen können, um ständige Besorgungen während der Heilfastenzeit zu vermeiden.

Günstig ist es, die Heilfastenwoche am Sonntag zu beginnen. Samstags zuvor können Sie nach erwähnten Plänen die meisten Nahrungsmittel für die erste Hälfte der Fastenwoche einkaufen. Einschließlich Frischgemüse reicht Ihnen das etwa eine halbe Woche. Der nächste Einkauf findet dann beispielsweise am Mittwoch statt. Die damit verbundene „Zuwendung zur Welt" widerspricht keineswegs dem Fastenkonzept, im Gegenteil erweist sich dieser Einschnitt nach einer halben Woche als günstig.

Wir wollen hier keine Verleugnung des Leibes befördern, der Körper verlangt durchaus angemessene Aufmerksamkeit im Gesamtkonzept.
Die vorgeschlagene Fastenwoche schließt mit dem Samstagabend.
Der folgende Sonntag leitet als letzter Urlaubstag zum Alltag über.
Er gehört nicht mehr zur eigentlichen Fastenwoche.

Darmreinigung: von der Entschlackung zum Lustgewinn

Manche Heilfasten-Methoden leiten mit einer „Darmreinigung" ein. Man soll dabei bereits entschlacken und damit das Wohlbefinden gleich zu Anfang steigern. Über die Entschlackungs-Theorie haben wir bereits gesprochen.

Auch die Entschlackung durch Abführmaßnahmen (Klistier oder ähnliches) ist nicht anders einzuschätzen. In Wirklichkeit entfernt man mit gewaltsamen Mitteln Dinge, die der Körper von selber ohne Schwierigkeiten abgibt (oder sei es im Falle von Verdauungsproblemen mit Hilfe eines milden Abführmittels). Im übrigen setzen wir ja einen gesunden Organismus voraus, das heißt auch ohne nachhaltige Störung des Stuhlgangs.

Gewaltsam nenne ich Verfahren, die unkontrolliert größere Flüssigkeitsmengen und Mineralsalze zwangsläufig mit so einem schädlichen Einlauf entfernen. Wenn wir beim Heilfasten beabsichtigen, möglichst schonend mit unserem Körper umzugehen, so verstoßen wir mit Einläufen gleich zu Beginn nachhaltig gegen unsere eigene Grundregel.

Mit der Zwangs-Entleerung zerstören wir aber auch unsere lebensnotwendige Darmflora. Das sind gutartige Bakterien, die viel für die Verdauung in unserem Darm leisten. Sie stellen auch einen wichtigen Teil der Körperabwehr in diesem Bereich dar.

Verschwinden diese Bakterien durch solch unüberlegtes Tun, können unter anderem schwer behandelbare Pilzerkrankungen im Darm auftreten. Zu Recht wird einem vergleichbar unüberlegten Einsatz von Antibiotika die schädliche Wirkung auf die natürliche Darmbakterien-Flora vorgeworfen. Beim Heilfasten sollen dieselben Sünden auf einmal günstig wirken! Spätestens jetzt erkennt jeder, wie unsinnige Vorstellungen mancher Heilfasten-Formen der gut gemeinten Absicht „heil-los" schaden.

Die zweite Aussage zugunsten der Einläufe zu Beginn des Heilfastens spricht von einem angenehmen Entleerungseffekt. Eventuell bestehendes Völlegefühl drückt ja sehr oft Fehlernährung, hektische Lebensweise und Übergewicht aus, alles also Gründe, die zum Heilfasten führen. Sie abzubauen, ist Ziel und ein Sinn der Heilfastenkur. Man braucht nicht anfangs mit unverhältnismäßigem Aufwand das Ziel gleich am ersten Tag anstreben. Warum? Weil wir eben nicht auf dem Leistungsgelände des Alltags sind. Vielmehr wollen wir in Ruhe Gutes für unsere gesamte Person erwirken.

Ein angenehmes Gefühl kann bei der anfänglichen Darmreinigung schon auftreten. Hier müssen aber Hintergründe genannt werden. Unsere Analregion stellt ja eine erogene Zone dar. Denken Sie nur an die Lustempfindlichkeit des Kleinkindes in der Phase der Sauberkeits-Erziehung. Unreflektiert wird dieser Zusammenhang bei falschem Heilfasten ausgenutzt, um gleich zu Beginn lustvolle Gefühle aufkommen zu lassen, ungeachtet der oben beschriebenen Negativfolgen für den Darm.

Lustempfinden verachte ich keineswegs. Für unsere Fastenwoche scheint es mir wenig hilfreich. Es wird unter den genannten Umständen – trotz Urlaubswoche also zu Hause – ohnehin nicht ganz einfach, Reize und Impulse der Umgebung zu vermindern. Die Reizwirkung des Einlaufs läßt sich gut einsparen, um so mehr bei Fehlen jeglichen Vorteils und angesichts gefährlicher Nachteile.

Die Verdauung kann man ankurbeln!

Möglicherweise haben Sie durch die wenige und andere Kost während unserer Fastentage erst mal Probleme mit der Verdauung.

Das ist zwar unangenehm, aber nicht weiter beunruhigend. Es zeigt im Grunde nur, daß sich der Körper auf die neue Eßsituation einstellen muß.

Sie können das Problem leicht in den Griff kriegen, wenn Sie regelmäßig in Joghurt, Quark, Pudding, Suppen etc. einen Eßlöffel Weizenkleie oder Weizenkeime einrühren.

Frisches Obst, also die Zwischenmahlzeiten, regen die Verdauung auch gut an. Genauso wie Bewegung: Morgens vor dem Frühstück ein Dauerlauf oder ein paar Gymnastikübungen am offenen Fenster wirken oft Wunder.

Die bislang notwendigen Zutaten zum Heilfasten:
Eine Urlaubswoche, Diätplan mit entsprechender Einkaufsvorbereitung und das Vermeiden unnötiger Reize. Letztere können vielfältig sein. Soweit sie den Körper betreffen, werden sie im folgenden angesprochen.

Die Reduktionsdiät stellt eine Belastung des Körper-Stoffwechsels dar, wir sprachen davon. Trotzdem kann sich ein gesunder Organismus dabei wohl fühlen. Ja, zusätzliche körperliche Belastung ist durchaus vertretbar, wenn sie sich in bestimmten Grenzen hält.

Der Vorschlag zu begleitender, mäßiger und gleichmäßiger körperlicher Beanspruchung soll kein Ablenkungsmanöver darstellen.
„Ich nehme besser ab, wenn ich mich ablenke", lautet ein häufiger Trugschluß. Dabei stellt man sich der Aufgabe Gewichtsreduktion nicht ausreichend. Vielmehr wird versucht, sich an der Natur vorbeizumogeln. Möglichst viel Aktivität soll den Körper vom Hungergefühl ablenken. Solche Pläne halten nicht lange an. Der Körper fordert sein Recht.

Und wenn die Motivation nicht ausreicht und Ablenkungsmanöver notwendig werden, hält man das Heilfasten auch nicht durch.
Außerdem wollen wir gerade nicht den Eindruck erwecken, es ginge um etwas Unangenehmes, bei dessen widerwärtiger Durchführung wir uns ablenken müßten. Die vorgeschlagene Belastung des Körpers soll für Sie positiv wirken.

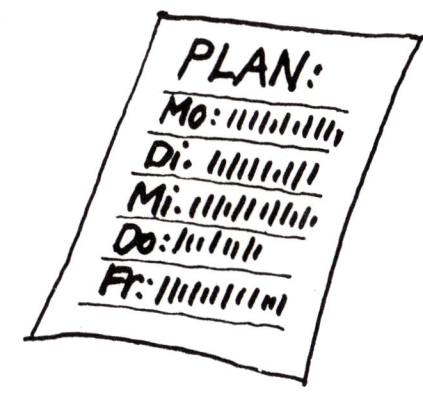

Sport verbraucht Kalorien

Zwar nicht so viele, wie man denkt, aber es kommt schon was zusammen. Und vor allem: Wer regelmäßig, d.h. mindestens zweimal pro Woche was für die Fitneß tut, dessen Stoffwechsel-Aktivität läuft auf einem höheren Niveau ab. Das heißt, man verbrennt schneller Kalorien als jemand, der tagsüber im Büro und abends vor dem Fernseher sitzt.

Hier steht, wieviel Kalorien der Körper bei den wichtigsten Sportarten jeweils in 30 Minuten verbrennt:

Aerobic	250
Bodybuilding	410
Gymnastik	180
Laufen (langsam)	280
Laufen (schnell)	500
Paddeln (je nach Anstrengung)	100 – 235
Radeln (langsam)	115
Radeln (schnell)	140
Rudern	250 – 300
Segeln	110 – 350
Skifahren	360
Surfen	330
Schwimmen (langsam)	175
Schwimmen (schnell)	225
Tennis	225
Wandern	100

Eine übertriebene sportliche Betätigung in der Zeit des Heilfastens löst über ganz normale Stoffwechsel-Schaltungen vermehrtes Hungergefühl aus.
Wo also liegt die Belastungsgrenze? Spazierengehen und Fahrradfahren ohne wesentliche Anstrengung (grober Anhaltspunkt: nicht ins Schnaufen kommen) empfehle ich als sinnvolle Körperbelastung während des Heilfastens. Ein Spaziergänger nimmt auch bei stundenlangem Gehen nicht wesentlich ab, der Kalorienverbrauch liegt zu tief. Das braucht uns nicht zu enttäuschen. Betrachten Sie diese körperliche Aktivität als Verbesserung Ihres Wohlbefindens. Den Stoffwechsel beeinflußt sie weder unter dem Gesichtspunkt von Kalorien noch als Fettsenker. Dazu müßten Sie täglich mehrere Stunden deutlich kräftezehrende Sportarten betreiben wie Tennis, Rudern oder Schwimmen. All das belastet Ihren Körper beim Heilfasten zu stark. Vermeiden Sie es während der ganzen Woche.

Die Körperhygiene verlangt in der Heilfastenwoche keine wesentliche Veränderung. Einschränkungen gegenüber dem Alltag empfehlen sich nicht. Dies weniger aus „Sauberkeitsgründen", sondern weil eine angemessene, hier hygienische Sorge um unseren Körper die Motivation verbessert.
Einen Körper, den ich am Rande liegen lasse, den ich wenig beachte bei meinem Heilfasten-Bemühen, der fügt sich auch nur schlecht in unser Konzept, das körperliche und geistige Aspekte gleichermaßen berücksichtigt.

Wie steht's da mit Sex?
Grundsätzlich kein Einwand beim Heilfasten. Wie andere Dinge auch sollte die Sexualität nicht im Vordergrund stehen. Auch das wäre ein Ablenken, die Zeit der Beschränkung mit Sex zu vertreiben. Sicher können Sie überlegen, ob Sie in der Heilfastenwoche nicht auch sexuelle Askese üben wollen. Ich habe dieses Wort hier absichtlich angeführt, auch um gleich abzugrenzen: Notwendig ist das nicht. Sie können Ihr Verhalten individuell gestalten, wie Sie das beispielsweise auch mit Diätplänen können.

Richtig verstanden haben Sie das, wenn Sie bei Ihrer Planung übermäßige Belastungen (Sport) und Reize (Sexualität) meiden, keine Rekorde anstreben (erfolgreicheres Fasten als Nachbarin oder Nachbar) und keine Zielvorgaben aufrichten (nach der Fastenwoche müssen drei Kilo weg sein).

Mit solchen Verhaltensweisen ziehen Sie nur eine ganze Menge der Zwänge und Belastungen Ihres Alltags in die Heilfastenwoche hinein. Sie müßten diesen unnötigen, selbstgewählten Zielen von Anfang an nachlaufen.
Das läßt Ihnen selber zuwenig Zeit.

Überlegen Sie all das vor der Fastenwoche in Ruhe, planen Sie.
Erstens erleichtert das die Durchführung Ihrer Bemühungen, zweitens gestalten Sie Ihr Vorhaben interessanter, wenn Sie nicht einen mehr oder weniger akzeptierten Diätplan unlustig nachvollziehen.

Sie legen vielmehr gleich anfangs aktiv Hand an, gestalten selber, haben individuelle Freiräume. Das hier vorgestellte Gesamtkonzept gibt Ihnen als Rahmen für die eigenen Bemühungen Orientierungshilfen.

Wurde es Ihnen vor lauter Freiheit und Eigenplanung leicht schwindelig? Keine Angst. Mit den letzten Ausführungen wollte ich nur verdeutlichen, daß Sie bei dem Unternehmen Heilfasten von mir nicht gegängelt werden.
Dieses neue Konzept bietet, zugegeben, viele Freiheiten an. Ich habe ja schon betont, daß nur wenige Grundregeln eingehalten werden <u>müssen</u>, um unser Heilfasten persönlich erfolgreich durchzuführen.

Der breite Ansatz individueller Freiheit soll Ihnen nutzen, Sie nicht ängstigen. Wenn Sie den Rahmen Heilfasten mit eigenen Ideen füllen, begrüße ich Ihre Eigenaktivität.

Wenn die Freiheit der eigenen Fasteneinteilung Ihnen jedoch eher Kopfzerbrechen bereitet, dann halten Sie sich ruhig recht genau an die in diesem Buch ausgearbeiteten Vorschläge und Pläne (siehe Anhang). Sie sind deswegen kein(e) schlechtere(r) Heilfaster(in).

Warum sollten Sie auch beim Betreten des Neulandes keine Karte zu Ihrer Orientierung verwenden?
Sie sehen dann schon, wie es Ihnen zusagt.

Wenn Sie in einem halben oder auch ganzen Jahr erneut eine Heilfastenwoche vorbereiten, haben Sie vielleicht von sich aus Lust, eigene Überlegungen bei der Planung einzubringen und auszuprobieren. Dann nur Mut!

In unserem Heilfastenplan brauchen Sie nicht zu fürchten, ein Abrücken von den „Vorschriften" könnte alles in Frage stellen. Im Gegenteil!

Jede spontane Eigeninitiative ist erwünscht, aber niemand zwingt Sie, sich innerlich zu verkrampfen, nur um eigene Vorstellungen zu entwickeln. Das widerspräche ja auch ganz dem Geist meines Heilfastenkonzeptes.

Die Planung und im folgenden die Vorbereitung des Heilfastens beziehen unvermeidlich Ihren Lebensraum mit ein. Er kann Ihr Vorhaben stören. Als weiterer Störfaktor wurde ja schon der Arbeitsplatz durch die Urlaubswoche ausgeschaltet.

Natürlich könnte man empfehlen, Partner und Familie ebenfalls in Urlaub zu schicken und so von daheim zu entfernen. Abgesehen von einem Hochschnellen der Kosten läßt sich dies vielfach nicht verwirklichen, denken Sie nur an schulpflichtige Kinder. Stimmen Sie sich deshalb ab.

Mit dem Partner gelingt das im allgemeinen recht gut, vielleicht läßt er sich ebenfalls zum Heilfasten motivieren. Das würde sich besonders in dem noch vor uns liegenden geistigen Teil des Heilfastens günstig auswirken.

Hier kann nicht nur die Fastenwoche stabilisiert werden, auch die Partnerschaft vertieft sich mitunter.

Schwieriger erscheint das Problem in der Familie mit Kindern. Für die eignet sich Heilfasten in meinen Augen nicht. Die Wachstumsphase wird so kompliziert und bis heute wenig verstanden gesteuert, daß man hier nicht durch Fasten negativ eingreifen sollte. Unser Konzept mit seinen geistig seelischen Schwerpunkten ist in dieser Form für Kinder ohnehin nicht nachvollziehbar.

Damit soll keineswegs eine vielleicht fällige Gewichtsreduktion von Kindern abgelehnt werden. Unter psychologischer und ärztlicher Aufsicht steht dem nichts im Wege. Aber das heißt dann Fasten und eben nicht Heilfasten. Letzteres eignet sich im allgemeinen nicht für Kinder bis zu zwölf Jahren.

Die Probleme mit Heilfasten in der Familie sind damit nicht beigelegt.

Wird zweierlei Küche nötig? Und „muß" die Hausfrau, die heilfastet, neben ihrer Diät für die anderen Familienmitglieder kochen?

Diese Fragen lassen sich oft mit gutem Willen lösen, wenn Sie Absicht und Sinn des Heilfastens gemeinsam besprechen. Ziel eines solchen Austausches sollte sein, daß der oder die Heilfastende nicht für die übrige Familie einkaufen oder kochen muß. Der Hausfrauen-Beruf unseres Beispieles wird meist nicht gleichberechtigt neben andere Tätigkeiten gesetzt.

In der übrigen Arbeitswelt ist Urlaub für die Woche erforderlich, hieß es mit gutem Grund. Braucht das für Hausfrau oder Hausmann nicht zu gelten? Allein die letzte Frage zeigt ganz klar, daß auch Urlaub von der Hausarbeit notwendig ist. Die Verwirklichung wird von Familie zu Familie unterschiedlich ausfallen. Schwierig bleibt das Thema, kein Zweifel, aber lösen kann man es. Familienmitglieder, die nicht am Heilfasten teilnehmen, können sogar eine wesentliche Rolle spielen. Sie tun dies weniger durchs Übernehmen des Küchenabwasches, obwohl auch das nicht unwichtig ist. Vor allem aber kann gerade in der Fastenphase bestärkender Zuspruch nicht unterschätzt werden. Kleine, ermutigende Gesten tun ein übriges.

Gerade die Situation in der Familie zeigt uns, daß körperlich, aber auch geistig beim Heilfasten Abstand zu gewohnten Verbindungen und Abläufen sein muß. Nur so gelangen wir vom Fasten zu einer Besinnung der eigenen Person.

Und was ißt die Familie?

Natürlich ist es lästig, wenn Sie sich doppelte Arbeit machen und zusätzlich zu Ihrer Diät Gerichte für die Familie kochen müssen. Und es muß auch gar nicht sein.
Vervielfachen Sie einfach die angegebenen Mengen:
Dünne kriegen die doppelte Portion, vielleicht zusätzlich eine Suppe oder einen Nachtisch (beides ist schnell fertig gekauft und nur angerührt, so macht es kaum Arbeit).
Vielleicht macht ja auch ein Familienmitglied bei der Diät mit.
Gemeinsam fastet sich's leichter.

Die körperliche Seite wurde uns schon klar: Jeder noch so verschleierte Versuch, in der Heilfastenzeit Rekorde oder besondere Leistungen zu erbringen, widerspricht der Absicht des Heilfastens und vereitelt diese.
Sorgfältige Vorüberlegungen, Verzicht auf zu strikte Vorschriften und Planung der ganzen Woche in Grundzügen schlagen die Brücke in den gleich wichtigen spirituellen Bereich des Menschen. Im Grunde klang dies schon im Urlaubsgedanken an. Die Unmöglichkeit, neben dem Beruf richtig heilzufasten, habe ich bereits belegt.

Nun kommen hier immer Einwände, es sei unmöglich, das Berufsleben vollkommen abzuschalten. Das mag sein. Bei allen entsprechenden Nachfragen habe ich jedoch feststellen können, daß ein Sich-Lösen von der Berufswelt weitaus großzügiger ohne Nachteile zu verwirklichen war.
Stellen Sie sich vor, Sie machten drei Wochen Urlaub in Übersee. Da ginge es auch.
Warum soll das beim Heilfasten nicht gelingen, wo Sie hier doch besser motiviert beginnen? Der Berufsalltag mit seinen oft in den Urlaub hineindrängenden Anforderungen läßt sich also fernhalten, ausreichende Absicht vorausgesetzt.

Wie steht es nun mit Dingen, die uns nicht aufgedrängt werden, die aber als liebe Gewohnheiten uns einladend umfangen?

Die Rede ist von den sogenannten Genußgiften. Zugegeben, ein häßliches Wort. Was wäre wohl einzuwenden gegen ein Glas Wein, abends, nach schwerem Arbeitstag, oder vielleicht zwei oder auch ein drittes Glas in angeregter Runde. Alles nicht schlimm. Wir können sogar selber noch heimfahren, ohne mit dem Promillegesetz in Konflikt zu geraten.

Sie werden hier keine prinzipielle Schelte gegenüber solchem Verhalten erfahren. Aber ein wenig sensibilisieren möchte ich Sie schon: Die Begründung mit dem schweren Arbeitstag trifft ja für die Heilfastenzeit nicht zu. Und leicht – das zeigt meine ärztliche Praxis – wird aus dem Alkohol als Belohnung für die Unbill eines mehr erlittenen als gestalteten Tages der erste Schritt zur Abhängigkeit. Dies malt jetzt bewußt nicht das Bild des haltlosen Alkoholkranken, der die Trinkmengen stetig steigert und schließlich alle sozialen Anforderungen außer Acht läßt, wenn er nur trinken kann.

Beim vorgeschlagenen Heilfasten in der Urlaubswoche wird ja die tägliche Anspannung bewußt herabgesetzt. Die Woche verläuft anders. Ist das nicht ein guter Grund, auch auf Alkohol vollständig zu verzichten? Gerade das soziale Trinken entfällt.

In der Heilfastenwoche gibt es keine Einladungen, die uns auffordern „wenigstens ein Gläschen" zu kosten. Zusätzlich können wir mit dem Verzicht, der nichts, aber auch gar nichts mit einem Opfer zu tun hat, überprüfen, ob wir unseren Alkoholkonsum im Griff haben oder nicht.

Unabhängig von dieser mehr inneren Begründung muß ich auch auf die vielen zusätzlichen Kalorien hinweisen. Die stehen dem Fastenplan mächtig entgegen.

Ohne zwingende Verpflichtung mein Rat: Lassen Sie auch kleine Alkoholmengen weg. Die Woche selber wird bei Beachtung der anderen Punkte trotz Alkohol nicht unbedingt scheitern. Leichter läuft sie in jedem Fall ohne Alkohol ab.

Alkohol und Fasten?

Während der Fastenkur sollten Sie ganz bewußt auf Alkohol verzichten und auch nach der Kur vorsichtig damit sein.

Alkohol hat nun mal ziemlich viel Kalorien, die auch noch blitzschnell in Energie verwandelt werden und sich besonders gern als Fettpolster ablagern. Außerdem macht Alkohol Lust auf ein zweites (drittes, viertes...) Glas. Und auf Essen!

Und wenn's denn doch mal ein Glas sein soll: Hier die Mengen, die jeweils 100 kcal entsprechen:

1/8 l	trockener Wein
1/4 l	Weinschorle (halb Wein, halb Mineralwasser)
1/4 l	Apfelwein
0,2 l	Pils
0,33 l	Diät-Pils
0,3 l	Lagerbier
1/2 l	Radler (halb Lagerbier, halb weiße Diät-Limo)
0,1 l	halbtrockener Sekt

Kalorien schlagen bei dem anderen Genußgift nicht zu Buche. Rauchen schafft kein Übergewicht, eher im Gegenteil. Es macht jedoch auch abhängig, ein Grund, wenigstens in der Fastenwoche Verzicht zu üben. Niemand soll aus Ärger über die Kalorienreduktion noch mehr Zigaretten als vorher in sich hineinziehen, zum Ausgleich gewissermaßen.

Was wir in der Fastenwoche auf geistigem Gebiet planen, wird dadurch erheblich behindert. Allein durch Abfall des Sauerstoff-Gehaltes im Blut des Rauchers werden Energien zur Selbstentfaltung eingeschränkt.
Auch hier von meiner Seite kein: Du darfst nicht! Der anhaltende Raucher kann die Heilfastenzeit mit Gewinn beschließen. Viel leichter geht's anders. Wenn Sie daran zweifeln, denken Sie ein wenig über die Argumente nach. Das ist keine kritische Warnung im Stil von: Rauchen gefährdet Ihre Gesundheit.

Dieser Satz stimmt. Heilfasten verlangt aber umfassendere Überlegungen vorher: Was will ich? Was habe ich zu beachten? Die Zeit zu solchem Nachdenken soll auch eine positive Motivation zum Rauchverzicht begründen.

Bei so vielen, wenn auch sanften, Aufforderungen zum Verzicht fehlt nur noch eins: die sexuelle Askese. Kann man sie beim Heilfasten wirklich empfehlen? Oder handelt es sich nur um versteckte Körperfeindlichkeit, die unter dem Anschein ausgespielt wird, dem Leib etwas Gutes zu tun.?

Bewirkt der Alkohol beim Zählen der Tageskalorien noch ein bedenkliches Stirnrunzeln, so ist der Kalorienplan beim Rauchen nicht in Gefahr. Sexualverkehr müßte unter diesem Gesichtspunkt günstig eingestuft werden. Von der simplen Tatsache des Kalorienzählens aus kann ich dem nicht widersprechen. Sexualität als Mittel zum Abnehmen scheint mir jedoch eine übertriebene Argumentation. Und wenn wir rein auf den Kalorienverbrauch abheben, dann wäre der ja am besten durch eine möglichst energieverbrauchende Sportart zu erzielen.
Wie schon bei der Behandlung körperlicher Aktivitäten gezeigt, kommt es eben nicht darauf an, mit ablenkenden Gewaltmaßnahmen möglichst viele Kalorien abzuarbeiten. Wir wollen das sogar vermeiden. Es widerspricht der Absicht, körperliche Belange zurückzustufen.
In diesem Lichte sehe ich auch die Sexualität.

Hier werden starke Reize gesetzt. Sie können die Ausgewogenheit unserer Heilfastenwoche durcheinanderwerfen. Deswegen empfahl ich bereits die sexuelle Enthaltsamkeit.

Aber auch das ist kein bedingungsloses Muß. Durchlebt beispielsweise ein Paar gemeinsam die Heilfastenwoche, so kann ich mir durchaus vorstellen, daß beide aufeinander zugehen. Sie haben mehr Zeit, auch füreinander. Die Woche soll keine Diskussionszeit für unter den Teppich gekehrte Probleme einer Partnerschaft sein. Treten solche Fragen hervor, ist es gleichwohl unsinnig, sie zu umgehen. Ebenso kann durch gemeinsames Heilfasten eine Gemeinschaft inniger werden. Verständigen sich beide Partner, das gemeinsame Erleben durch körperliche Vereinigung zu unterstreichen, besteht kein Einwand dagegen.

Nur Vorsicht:
Das Ziel der Woche, Körper und Geist durch Abstand (vom normalen Essen, von der üblichen Alltagsbelastung) zu stärken, sollte nicht aus den Augen geraten.

Auf dieses Ziel achten wir bei unseren Vorbereitungen. Am Freitag nach der Arbeit, am Samstag bei den Vorbereitungen zum Fasten bleibt genug Zeit, die Woche zu überdenken.
Dies kann auch zu zweit erfolgen. Nur kann dabei nicht der sexuelle Stundenplan für die Zeit des Heilfastens aufgestellt werden.

Dieser Verzicht auf Spontaneität würde die Sexualität wenig fördern. Natürlich braucht man bei der Planung das Thema nicht auszusparen. Aber beginnen Sie die Tage ohne sexuelle Absichtserklärung, probieren Sie einfach aus, lassen Sie sich überraschen.

Ich möchte noch darauf eingehen, ob sich die Tage der Menstruationsblutung mit dem Heilfasten vereinbaren lassen. Menstruationsbeschwerden äußern sich bei jeder Frau unterschiedlich. Auch wenn zu Beginn der Periode wenig oder keine Symptome zu erwarten sind, verändert sich hormonell bedingt der weibliche Körper vor und während dieser Zeit deutlich. Manchmal wird eine gewisse Gereiztheit, ein Spannungsgefühl körperlich und in der Empfindung nicht bewußt erlebt. Aber es entsteht häufig.
Von daher ist es ein Vorteil, die Zeit des Heilfastens nicht in die Periode fallen zu lassen. Es entsteht eine Zusatzbelastung, wenn auch in unterschiedlichem Umfang. Diese sollte vermieden werden.

Heilfasten um die Menstruation herum schafft keine medizinischen Bedenken. Aber warum sollten vorhersehbare Dinge, die zum inneren Ungleichgewicht beitragen können, ausgerechnet dann in Kauf genommen werden, wenn Sie sich bemühen, möglichst konzentriert die eine Woche für sich zu nutzen?

Zwischendurch Kraft tanken

Wenn Sie im Laufe der Fastenkur leicht
zitterig werden oder abends Probleme
mit dem Einschlafen haben, probieren
Sie folgende Yoga-Übung:

Hinknien, auf die Fersen setzen und mit
der Stirn den Boden berühren.
20 mal langsam und ganz bewußt
durchatmen.
Sie spüren förmlich, wie Sie ruhiger,
entspannter werden.

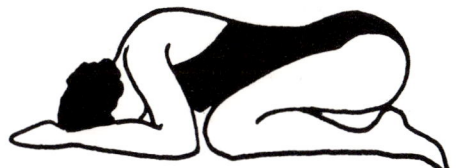

Das erreichbare Ziel

Zuletzt klang immer wieder die Absicht, das Ziel des Heilfastens an. Es fiel das Wort „Abstand". Dazu möchte ich Ihnen jetzt mehr verdeutlichen.

Der Begriff „Ziel" klingt ja zunächst verräterisch. Gerade wenn wir vorher der Jagd nach Leistungen, gar Rekorden eine Absage erteilten. Ziel klingt nach Punktesammeln. So ist es aber nicht zu verstehen.

Das Ende der Woche sieht keinen Zivilisationsmenschen nach einem Bad im Jungbrunnen wie Phoenix aus der Asche auffliegen. Wir dürfen keine Wunder erwarten. Der Alltag wird uns wieder schlucken. In der Zeit neuer Belastung nach der Fastenwoche droht wieder alles anders zu werden.

Enttäuschend finde ich das nicht. Unsere menschliche Natur ist hinfällig, wiederkehrende Belastungen können nicht durch die Erinnerung an die Tage des Heilfastens weggewischt werden. Ziel bleibt es aber, durch diese Tage der Entlastung, des Abstandes, der Rückbesinnung in uns vorhandene Kräfte fühlen zu lassen. Dieses Bewußtsein schafft eine neue Dimension. Wir wissen jetzt, daß manches anders sein kann. Das hellt nicht alle künftigen Stunden auf. Die Verwirklichung der einen Woche zeigt uns nicht nur unsere ungenutzten Möglichkeiten, sie beweist uns auch deren Durchsetzbarkeit.

Und wenn wir – in unsere normale Umgebung zurückgekehrt – zu ermatten drohen, wissen wir: Eine erneute schöpferische Pause steht uns offen. Vielleicht durchdringt uns dieser Gedanke nicht nach dem ersten Versuch. Bei einer Sportart, die wir erlernen – gleich, ob es Tennis oder Windsurfen ist – klappt auch nicht alles auf Anhieb. Bei fast jeder Tätigkeit verbessern wir uns mit Übung. Warum soll nicht ein zweiter Versuch mit Heilfasten manche Dinge, etwa die der Vorbereitung, leichter aussehen lassen? Wir bereiten uns vielleicht das nächste Mal noch intensiver vor.

Derartige Überlegungen können sicher nicht alle Frustrationen ableiten, die möglicherweise beim ersten Versuch entstanden sind. Sie sollen aber Mut machen. Bei einem Tennisspiel muß ich mir möglicherweise den ersten Satz abnehmen lassen, wenn ich schnell in Rückstand geraten bin. Das Spiel geht weiter. Ich schreibe den Anfang ab und konzentriere mich auf den zweiten Satz des Spieles, in dem alles noch offen ist. Diese eher pessimistischen Gedanken sollen Ihren Elan nicht bremsen.

Das folgende Kapitel über die geistig-seelische Seite des Heilfastens will Ihnen möglichst gut bei der Planung der Woche helfen, damit sich der Erfolg schon beim ersten Mal einstellt. Sie merken, das provozierende Wort vom Erfolg schießt bewußt über das „Ziel" hinaus.

WEGE ZU SICH SELBST

Bislang ging die Rede im wesentlichen von der körperlichen Seite des Heilfastens.

Aber unser Konzept soll gerade hier nicht stehenbleiben. Heilfasten bringt mehr als ein Nachvollziehen bestimmter Fastenregeln möglichst ohne Eigeninitiative, selbst wenn es in teuren Spezialhotels abläuft. Eine gewisse Ordnung, wie sie jede Diät darstellt, soll uns vielmehr frei machen für den zweiten wichtigen Bereich: die Besinnung auf uns selber.

Es ist unsinnig, die Gedanken nur auf die Bereitung der nächsten kärglichen Mahlzeit zu verwenden oder ständig erwünschte Erfolge einer Reduktionsdiät zu überprüfen, selbst wenn wir physiologisch richtige Gedanken hegen.
Gewiß – die natürlichen Vorgänge in unserem Körper während der Fastenphase müssen wir kennen. Mit ihnen beginnt ja auch dieses Buch.

Eingangs gab ich Ihnen einen Überblick des Stoffwechsels im Alltag und in einer Fastenperiode.
Nach dieser ersten Stufe, einem Basiswissen, füllten wir die Grundlage mit praktischen Gesichtspunkten. Sie ließen uns den Rahmen für eine derartige Unternehmung abstecken.
Bewußt habe ich hier noch keine Einzelheiten, etwa Diätpläne, vorgestellt.

Solche Beispiele hätten uns den Wald vor lauter Bäumen nicht mehr sehen lassen.
Sie folgen im Schlußteil des Buches von der übrigen Betrachtung gesondert.
Auf diese Weise haben Sie auch ein leicht zugängliches Nachschlagekapitel zur Hand für die Vorbereitung der Fastenwoche.

Bevor ich diese Hinweise zusammenstelle, muß jedoch der spirituelle Teil vorgestellt werden. Hier sind im laufenden Text schon die meisten Einzelheiten und Vorschläge eingewoben. Sie wissen jetzt bereits genug über meine Fassung von Heilfasten, als daß Sie dabei von Details zu sehr abgelenkt würden.
Dieser dritte Teil soll vor der Auflistung einer „Fastenregel" das Gesamtkonzept abrunden. Wenn Sie dann den ganzen Plan kennen, können Sie mit dem Schlußteil an die konkrete Vorbereitung Ihres persönlichen Heilfastens gehen.

Welche Themen sollen also vom Fasten zum Heilfasten führen? Um die Auswahl zu erleichtern, möchte ich Ihnen erzählen, wie das Konzept in mir entstand.

ERLEBNISSE AUF ATHOS

Mehrere Male besuchte ich Athos, den heiligen Berg der Orthodoxie. Um ihn herum siedeln seit über 1000 Jahren Mönche in mehr als 20 Klöstern. Der Zugang – nur für Männer erlaubt – gestaltet sich schwierig. Man muß der Einreisebehörde des Athos verschiedene, recht umständlich beizubringende Dokumente vorlegen. Genügt man diesen Anforderungen, erhält man einen Besucherpaß, in dem man der brüderlichen Sorge der Mönche anempfohlen wird.

Das bedeutet auch Anschluß an die Lebensweise in der Klostergemeinschaft mit ihren Regeln. Es herrschen strenge Fastengebote, mindestens jeder zweite Tag wird als Fastentag gehalten. Das bedeutet Verzicht auf Fleisch, Eier und Wein. Die Mahlzeiten bestehen aus Brot, Olivenölsuppe und Gemüse, getrunken wird Wasser. Nicht selten folgen mehrere Fastentage aufeinander. Es ist fast überflüssig zu erwähnen, daß diese kärglichen Mahlzeiten auch in ihrem Umfang eingeschränkt sind.

Der Gottesdienst stellt am Athos einen zentralen Punkt dar. Etwa um zwei Uhr nachts werden Mönche und Gäste durch Schläge auf ein Holzbrett geweckt. Dann beginnt der Gottesdienst, dessen Besuch für die Gäste nicht verpflichtend ist. Bei meinen Aufenthalten stellte die Teilnahme daran aber einen wichtigen Teil des Gesamterlebnisses dar.

Die Frühgottesdienste dauern vier bis fünf Stunden und sind erfüllt vom Reichtum orthodoxer Liturgie. Das meint keine abwechslungsreichen Darbietungen, sondern eine allmähliche Steigerung vom Entzünden der Kerzen über den Wechselgesang des traditionellen Rituals bis zur Feier der Eucharistie. Immer mehr öffnen sich die jahrhundertealten, mit kunstgeschichtlichen Kostbarkeiten reich geschmückten Kirchen dem Gottesdienstbesucher in ihrer erhabenen Pracht.

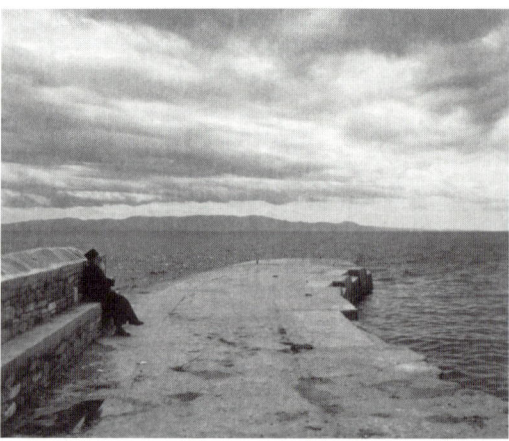

Nach der Frühmesse hat der Besucher den Tag vor sich. Betrachtung der Klostergebäude, Unterweisung in den Lebensformen des Mönchtums, Studium in reichen Bibliotheken mit ehrwürdigen Gnadenbildern, aber auch Wanderungen über die dicht bewaldete Athos-Halbinsel mit zauberhaften Blicken auf das ägäische Meer – all das vermittelt die Ruhe der Seele, welche die Ostkirche fast 2000 Jahre in mächtigen geistigen Bewegungen wie dem Hesychasmus (hier klingt das griechische Wort für Ruhe weiter) anstrebte.

Jede Athosreise krönt der Aufstieg zum Gipfel des hoch über dem Meer thronenden Berges. Bei allen meinen Aufenthalten richtete ich es so ein, daß ich in einer Schutzhütte unterhalb des Gipfels auf roh gezimmertem Bretterboden übernachtete. Meist war ich hier allein, die Hütte entspricht nicht unseren Vorstellungen eines Alpenvereinshauses. Sie dient lediglich dem Schutze der Wanderer. Unbewirtschaftet, birgt sie nur eine Zisterne, die für den Besucher Wasser bereithält.

Vor Sonnenaufgang ging es dann das letzte Stück zum Gipfel weiter, wo ich dann einsam das Erscheinen der Sonne unter dem orthodoxen Athoskreuz erlebte.

Die Tage am Athos, das wurde mir bald klar, wirkten nicht nur aus sich selber. Das Naturschauspiel zeigte sich mir vor dem Hintergrund der Fastentage, des ruhigen Betrachtens von Kunstschätzen, die aus dem Geist der Frömmigkeit leben, im Gespräch mit den Mönchen. Der Nachhall dieser Zeit nach Rückkehr in die „Welt" hinterließ einen bleibenden Eindruck. Ich erlebte den wechselseitigen Einfluß von entspannender körperlicher Belastung im Fasten, von Ruhe im Betrachten landschaftlicher und kultureller Schönheit.

Abgesehen davon, daß Frauen bis heute diese Eindrücke verwehrt geblieben sind, fragte ich mich, ob man derartige Erlebnisse nicht in unsere Welt hinübernehmen, gleichsam „profanisieren" könne.

Sicher werden Sie einwenden, daß damit doch ein guter Teil des beschriebenen Zaubers verloren gehen müsse. Das ist zweifellos richtig.

Andererseits meine ich, daß die Idee einer Verbindung von Körper und Geist in vom Alltag weitgehend unbeschadeter Ruhe auch bei uns verwirklicht werden kann. Gedanken treten hervor, wie sie zunehmend auch Reiseveranstalter anbieten. Sie werden als Klausuren für gestreßte Zeitgenossen, Woche der Besinnung und ähnlich bezeichnet. Ich lehne das nicht ab.

Als weitere Möglichkeit möchte ich aber die Idee des Athos aufgreifen und Ihnen den Versuch damit in Ihrer gewohnten Umgebung vorschlagen.

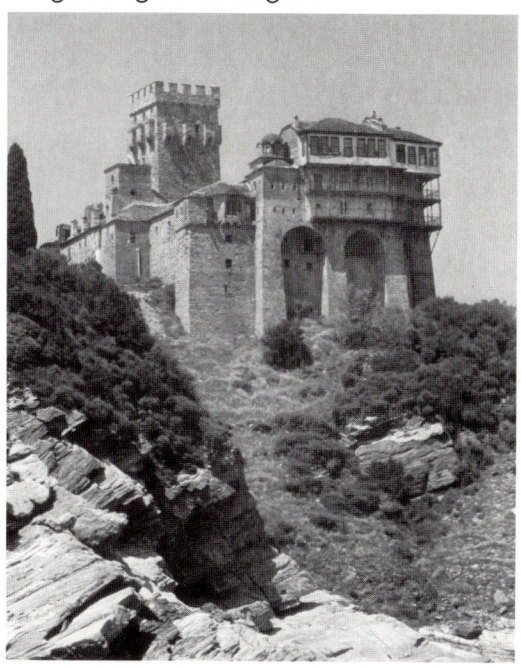

DER GEIST DES HEILFASTENS

Sie verstehen jetzt sicher besser Vorschläge dieses Buches, den Sinn der Urlaubswoche zum Heilfasten etwa, aber auch
die erst angesprochene Notwendigkeit
einer geistig-seelischen Dimension als
Grundgerüst unseres Heilfastens. Natürlich gibt es keine Einschränkung, die
Frauen ausschließt. Natürlich will ich Sie
nicht bekehren in dem Sinne, den Tag
mit einem Gottesdienst zu beginnen.

Andererseits lehne ich einen religiös
ausgerichteten roten Faden, der sich
durch die ganze Woche zieht, nicht ab.
Eine lange abendländische Tradition
zeigt ja beispielhaft auf, wie Religions-
themen ein Angebot unterbreiten.
Wenn Sie sich dafür entscheiden, in Ihrer
Heilfastenwoche dem Kirchenvater
Augustinus näherzukommen, dann wird
das dem hier dargestellten Konzept
nicht abträglich sein.

Christliche Themen stellen kein Muß dar.
Studien zur Religion der Juden spiegeln
beispielsweise den Doppelaspekt unseres Konzeptes wider. Im Judentum
erkennen wir die enge Verflechtung der
Welt des Glaubens mit sehr praktischen
Auswirkungen in viele Bereiche des
Alltags, nicht zuletzt was Ernährung
betrifft. Entsprechende Beschäftigung
hat also einen klaren inneren Zusammenhang mit dem Konzept des Heilfastens.

Nicht von ungefähr finden wir unter den
Religionen immer wieder ausgeprägt
den doppelten Bezug – auf Körper und
Geist.

Als ein weiteres Beispiel führe ich den
Buddhismus an. Hier läge auch ein Thema, welches in überzeugender Weise
das Fasten begleiten kann. Da dem
normalen Mitteleuropäer die Welt einer
vornehmlich asiatischen Religion weniger zugänglich ist, empfehle ich als
Einführung das bemerkenswerte Buch
von Bechert/Gombich, falls Sie sich für
das buddhistische Thema beim Heilfasten entscheiden.

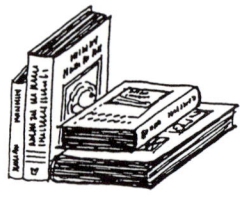

Lösen wir uns nun vom religiösen Hintergrund, ohne ihn ganz zu verlassen, so
fällt mir das „Glasperlenspiel" von Hermann Hesse ein. Schon bei meinen
ersten Überlegungen, wie die Erlebnisse
des Athos in unsere Welt zu übermitteln
seien, dachte ich an Hesses Roman.
Die Welt des Glasperlenspiels vollzieht ja
genau den Gegensatz zwischen der
Überlastung unseres Alltags und dem
Suchen nach innerer Ruhe ohne Welt-
flucht der Persönlichkeit. Hesse versinn-
bildlicht diese Spannung in den Haupt-
figuren seines Buches.
Spannung soll also sein. Nicht als kaum
zu verwirklichende, drangvolle Anforde-
rung, wie sie uns der Alltag abringt.

Die Auseinandersetzung mit der eigenen Person im Spiegel des geschilderten Daseins von Menschen, die ähnliches anstreben, führt geradewegs zum Heilfasten.

Sie kennen das Glasperlenspiel schon? Nun, bei unserer Absicht ist es auch keine schlechte Möglichkeit, den Roman nochmals zur Hand zu nehmen, jetzt in Verbindung mit dem Fasten. Für andere Bücher Hermann Hesses wie „Narziß und Goldmund" oder „Demian" gilt gleiches.

Keinesfalls will ich Sie hier auf einen Autor festlegen. Wesentlicher bleibt die Auswahl des Themenbereichs. Wechselnde Lektüre – eine Stunde dies, dann etwas anderes – steht dem Bemühen um Gleichklang, nicht langweilige Gleichmäßigkeit, entgegen. Ob Sie sich nun für Kellers „Grünen Heinrich", die „Orestie" des Sophokles oder Günter Grass' „Der Butt" entscheiden, steht in Ihrem Ermessen.

Lektüre wie Kriminalromane halte ich nicht für günstig. Natürlich ließe sich auch das als leitender Themenbereich einführen. Der Stoff der meisten Krimis lenkt immer wieder auf unsere Umwelt, erzeugt Spannungsmomente, die mit der Beruhigung des Körpers im Fasten nicht harmonieren.

Auch zu sehr auf Sachthemen ausgerichtete Bücher können stören. Wenn Sie sich vornehmen, mehr über Molekularbiologie oder Quantenphysik zu erfahren, besteht Gefahr, daß Sie sich wieder mit einem Leistungsziel belasten.

Bilderbücher dagegen lassen sich in diese Vorschläge gut einbauen. Mir fällt das großartige Stundenbuch des Duc de Berry „Les tres riches Heures" ein. Die Betrachtung der Bilder läßt dabei den Geist in eine andere Epoche schweifen. Man findet filigrane Darstellungen vom Leben mittelalterlicher Menschen. Auch wenn unsere Zeiten anders verlaufen, die Fragen menschlicher Existenz bestehen fort.

Das sogenannte Stundenbuch ließe sich verbinden mit dem Lesen einer der Anthologien über das Leben im Mittelalter. Hier sind kürzere Berichte von Zeitgenossen gesammelt, die über die unterschiedlichen Bereiche damaligen Lebens berichten. So können Sie zwischen der Betrachtung und dem Nacherleben im Bericht abwechseln.

Wiederum ganz andere Inhalte setzen die Märchen aus 1001 Nacht. Auch diese könen Sie durch das Heilfasten begleiten.

Sie sind kein Bücherwurm? Das soll Sie nicht von der Idee des Heilfastens abbringen. Schließlich sprechen wir ja nicht vom „Buchfasten". Gerade weil die Fastenwoche einen bewußten Kontrapunkt zum Alltagsleben bietet, empfehle ich eine Lesetätigkeit mit einem bestimmten Thema. Auch wenn Lesen nicht zu Ihren Hobbys zählt. Versuchen Sie's!

Natürlich meint der Lesevorschlag nicht das möglichst nahtlose Ausfüllen der Zeit zwischen den Mahlzeiten nur oder überwiegend mit Lesen.

Aber Beschäftigung mit Büchern in dieser Zeit erstellt uns eben einen guten und auch stabilen Teil des Gerüstes, das die körperliche Bemühung ums Fasten stützt.

Im übrigen empfehle ich auch hier eine Einteilung. Fangen Sie nicht morgens einfach an zu lesen. Vielleicht fesselt Sie Ihr Thema so, daß Sie am ersten Tag noch durchhalten. Aber auch mit der besten Lektüre können Sie sich „überfüttern". Planen Sie deshalb Ihren Tagesablauf. Diese Einteilung wird Ihr erster Sieg. Sie haben bereits Boden bei der schwierigen Unternehmung Heilfasten gewonnen, wenn Sie vorher sorgfältig auswählen, planen und somit eigenständig und individuell „Ihr" Gerüst bauen.

Oben habe ich Vorschläge gemacht. Übernehmen Sie einen oder stellen Sie etwas zusammen, das Ihnen besser entspricht:
Sie sind aktiv! Aktivität birgt ja der Alltag zur Genüge. Also wollen wir auch gleich bei der Planung leicht gegensteuern.

Damit erhalten wir die dosierte, erwünschte Spannung auch im geistigen Bereich des Heilfastens. Durch die Zeiteinteilung hören wir auf, wenn es am besten schmeckt. Wir vermeiden die Überfütterung. Wie Sie die Zeiteinteilung gestalten, bleibt letztendlich wieder Ihrer eigenen Aktivität überlassen. Ich werde mich auf einige wenige Hinweise beschränken.

Gehören Sie nicht zu den Bücherwürmern, haben sich aber für eine Leseeinheit entschieden, so lesen Sie täglich nur eine Stunde.
Bei mehr Übung mit Büchern und Interesse können Sie die Zeit ausdehnen. Von mehr als zwei Stunden am Stück rate ich ab.

DER TAGESABLAUF

08.00 Uhr	Aufstehen, Bad/Dusche
08.30 Uhr	Bereiten des Frühstücks, Essen in aller Ruhe
09.30 Uhr	Lesen
10.30 Uhr	Entspannungspause
	Vorbereitung der Zwischenmahlzeit
10.50 Uhr	Zwischenmahlzeit
11.10 Uhr	Musik: Selber musizieren oder hören
12.00 Uhr	Vorbereitung des Mittagessens
12.30 Uhr	Mittagessen
13.00 Uhr	Mittagspause
14.00 Uhr	Spaziergang, Sport im angegebenen Rahmen
15.00 Uhr	Pause, Vorbereitung einer Zwischenmahlzeit
15.20 Uhr	Zwischenmahlzeit
15.40 Uhr	Malen, Werken
17.00 Uhr	Vorbereitung des Abendessens
18.00 Uhr	Abendessen
18.30 Uhr	Lesen
19.30 Uhr	Bad
20.00 Uhr	Tee brühen
20.30 Uhr	Rückblick, eventuell Korrektur der Einteilung für den Folgetag
21.00 Uhr	Musik
22.00 Uhr	Nachtruhe

Zwischen Ihrer Betätigung (nachfolgend biete ich Ihnen noch andere Möglichkeiten an, nicht als Konkurrenz zum Lesen, sondern als Ergänzung) brauchen Sie Ruhepausen.

Planen Sie nicht: von 8.30 Uhr bis 10.00 Uhr Lektüre, um 10.00 Uhr dann die Zwischenmahlzeit. Wenn Sie eineinhalb Stunden lesen wollen – gut. Aber danach lehnen Sie sich etwas zurück, denken Sie über das Gelesene nach oder über etwas anderes.
Aber springen Sie nicht sofort zum nächsten Programmpunkt. Die erwähnte Zwischenmahlzeit bereiten Sie in aller Ruhe.

Wir haben schon Vorbereitungen zum Fastenplan besprochen. Das meint nicht, alle Speisen und Getränke für zwei oder drei Tage verzehrfertig zu bereiten und dann nur noch einzunehmen.
Fertigen Sie beispielsweise den Gemüsesaft für die Zwischenmahlzeit frisch an. Danach planen Sie vielleicht Musik ein. Dabei lesen Sie dann bitte nichts daneben, tun auch nichts anderes. Konzentrieren Sie sich auf Ihr Hörerlebnis.
Ob Sie zu Mozart greifen oder Rockballaden auswählen, das planen Sie bitte selber – aktiv.
Sie können sich Gedanken machen, ob die Wochenthematik beim Lesen nicht auch für die Musik gelten soll. Wenn also Mozart, dann etwas Zusammenhängendes aus seinem Werk, jeden Tag beispielsweise eine Sinfonie. Oder bei einem Lesethema mit religiösem Bezug Gregorianische Gesänge oder Regersche Orgelmusik.

Alternativ, selbstverständlich auch wieder zusätzlich, kommt bildnerische Tätigkeit in Betracht. Vielleicht malen Sie ohnehin an Wochenenden Aquarelle. Es besteht kein Grund, das in der Fastenwoche auszuklammern. Sie können sich aber auch etwas Neues vornehmen.

Möglicherweise wollten Sie längst schon mal Gräserdruck versuchen. Auch hier gilt: Überlegen Sie vorweg, aufs Planen können wir nicht verzichten. Die Vorbereitungen außerhalb der Heilfastenwoche entlastet Sie und ermöglicht Ihnen, bei der Sache zu bleiben. Dabei brauchen Sie nicht zum Sklaven Ihrer Zeiteinteilung zu werden. Überziehen ist erlaubt.

Während der Woche unterliegt der Plan ganz gewiß Veränderungen. Aber nicht, um doch noch möglichst viel unterzubringen. Wenn etwas zeitlich mal nicht ausgeht, lassen Sie's eher locker laufen. Das bedeutet aber nicht völlige Abkehr von der Tageseinteilung etwa in dem Sinne, daß am ersten Tag nur noch gelesen, gemalt oder musiziert wird und uns so die Vorfreude auf alle weiteren Tage der Woche genommen wird.

Also: Kein Erfolgs- und Zeitdruck unter dem Mäntelchen des Heilfastens, aber auch keine zu anstrengende zeitliche Ausdehnung. Bei Tätigkeiten wie Musizieren, Malen oder Batik kann man nicht jedesmal ohne weiteres nach einer Stunde aufhören.
Sie können überziehen, auch spontan. Dafür sollten Sie anderweitig Ausgleich schaffen.

Gehen Sie mal wieder in die Sauna!

Saunawärme entspannt, tut gut – und man denkt in der Zeit nicht ans Essen. Und auch für die Haut ist das Schwitzen wunderbar, schließlich hat sie als unser größtes Ausscheidungs-Organ während einer Fastenkur ordentlich zu tun. Vorsicht allerdings, wenn man mit dem Kreislauf Probleme hat. Unter Umständen ist dann eine Schwitzkur im römischen Dampfbad angenehmer, weil hier die Temperaturen niedriger (und damit kreislaufverträglicher) sind.

Die kleinen Ruhepausen und die Zwischenzeiten (etwa beim Bereiten der Mahlzeiten) habe ich schon erwähnt. Zusätzlich brauchen wir einige längere Pausen. Stehen Sie morgens nicht zu früh auf. Trotz aller Faszination des Athos erfordert das Heilfasten nicht, daß Sie mitten in der Nacht Ihr Bett verlassen. Mittags legen Sie am besten auch eine Unterbrechung von einer, vielleicht auch zwei Stunden ein. Machen Sie sich's bequem, ob Sie schlafen, sinnieren oder dösen – einerlei. Nur meditieren Sie in dieser Zeit nicht. Trotz aller äußerlicher Ruhe erfordert dies viel Konzentration.

Mittagsschlaf mit Leibauflage

Sie können Ihr tägliches Mittagsschläfchen noch wirkungsvoll unterstützen, wenn Sie sich eine Leibauflage machen. Die unterstützt die Leber bei ihrer Entgiftungsarbeit und beugt auch gleich Bauchkneifen vor. Sie brauchen dazu ein Leintuch, das Sie mehrmals so zusammenfalten, daß der rechte Oberbauch, also die Lebergegend, vollständig bedeckt ist. Das Leintuch in heißes Wasser tauchen, auswringen und möglichst warm auf den Bauch legen. Darüber kommt ein trockenes Leintuch (mindestens doppelt so groß wie das nasse) und eine Wolldecke. Den Wickel mindestens eine halbe Stunde auf dem Leib lassen.

Wenn Sie an Meditationsübungen Gefallen finden oder ohnehin schon regelmäßig meditieren, dann machen Sie daraus einen ganz normalen Programmpunkt unabhängig von den Pausen.

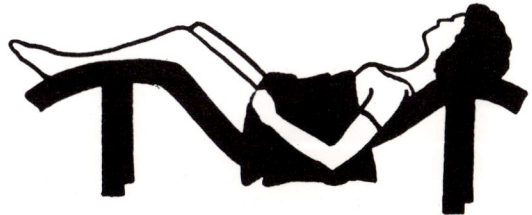

Wie wär's mit autogenem Training?

Das ist eine sehr gute Art, sich zu entspannen, ruhiger zu werden. Und damit das Ideale für Streß-Esser, die sich den Bauch vollschlagen, wenn sie abends nervös nach Hause kommen.

Am besten belegen Sie einen entsprechenden Kurs in der Volkshochschule oder kaufen sich ein Buch mit praktischer Anleitung. Für den Anfang genügt es aber vielleicht auch schon mal, sich abends aufs Bett zu legen, den Atem ruhig fließen zu lassen und zu versuchen, den ganzen Körper Teil für Teil zu erspüren. Fangen Sie mit den Zehen an und arbeiten Sie sich langsam nach oben. Das entspannt ungemein.

Und wenn Sie dabei einschlafen: um so besser!

Zeitunglesen? – Bitte nicht in Ihrer Mittagszeit! Es entginge Ihnen Zeit zum Entspannen, selbst wenn Sie sonst in Ihrer Alltagsmittagspause auf die Zeitung zurückgreifen.

Übrigens:

Warum nicht die ganze Woche auf das Zeitunglesen verzichten? Das schlage ich noch nachdrücklicher für Rundfunk und Fernsehen vor.

Denken Sie an den Urlaub in fernen Ländern. Da geht es auch gut ohne Reiz, besser sage ich wohl Reizung durch die Medien.

Ihre Musikstunde können Sie selbstverständlich dem Rundfunk entnehmen. Aber auch hier ist Vorbereitung angesagt. Drehen Sie in dieser Woche nicht wahllos am Senderknopf. Hinter der vermeintlichen Abwechslung verbirgt sich unerwünschte Ablenkung.

Der Tagesplan stellt nur einen Vorschlag dar. Bewußt setze ich die Zeitabstände relativ großzügig. So bleibt Raum für kleine Haushaltsarbeiten, die unvermeidlich anfallen (Geschirr spülen, kleinere Aufräumarbeiten).

Längere Arbeiten im Haushalt müssen in der Heilfastenwoche ausgeklammert werden. Es wäre ja auch offenkundig widersinnig, den Hausputz in diese Woche zu verlegen. Kleinigkeiten des Alltagslebens werden natürlich aktuell erledigt. Wollte man sie auch aussparen oder verschieben, entstünde eine recht unwirkliche Atmosphäre. Für die kurzen Handgriffe benötigen Sie natürlich auch Zeit, die nach meinem Dafürhalten bereits in oben ausgeführtem Planbeispiel vorhanden ist. Sie können sich jedoch selbstverständlich noch mehr Zeit lassen. Hier erkennen Sie wieder den Vorteil der eigenen, aktiven und damit individuellen Planung.

Eine Ausweitung des Tagesprogramms empfehle ich nicht. Ebensowenig sollten Sie die zwei Zwischenmahlzeiten auslassen.

Lieber öfter und wenig essen

Bei unserer Fastenkur bekommen Sie fünfmal am Tag etwas zu essen. Aus gutem Grund: Ernährungswissenschaftler haben in Studien nachgewiesen, daß man dabei weniger ißt, als wenn man dreimal pro Tag richtig voll zuschlägt. Deswegen sollten Sie diesen Eß-Rhythmus auch in Zukunft beibehalten, sich aber auch, das haben wir schon gesagt, nach Ihren Hungergefühlen richten.

Hier eine Liste von kleinen Zwischenmahlzeiten, die nicht mehr als 100 Kalorien haben:

- 1 Birne
- 1 Apfel
- 1 Pfirsich
- 100 g Weintrauben
- 1 Honigmelone (300 g)
- 2 Kiwis
- 1 Grapefruit
- 3 Tomaten
- 2 Paprikaschoten
- 175 g Dickmilch mit Zimt
- 200 g Buttermilch
- 1/2 Becher Magerquark mit Süßstoff und 1/2 Päckchen Vanillinzucker
- 1/2 Scheibe Vollkornbrot mit 1/2 TL Butter und Schnittlauchröllchen
- 1 Scheibe Knäckebrot mit je 1 TL Butter und Marmelade

Kalorisch bringen die Zwischenmahlzeiten nicht viel. Und überhaupt, fragen Sie, könnte man nicht den Brennwert der Zwischenmahlzeit den Hauptmahlzeiten zuschlagen?

Das wäre ernährungsphysiologisch nur die zweitbeste Lösung. Lieber mehr und kleinere Mahlzeiten. Dabei kommt weniger Hungergefühl auf. Im übrigen sind Sie ja nicht angetreten, um sich den Bauch vollzuschlagen, sondern um im Rahmen des Heilfastens ein sinnvolles Fastenkonzept ohne schwärmerische Übertreibungen zu versuchen.

Aus diesem Grund kommt auch die sogenannte Nulldiät nicht in Betracht. Zum einen birgt sie oft verharmloste Gefahren, vor allem wenn nach Tagen fehlender Kalorienzufuhr zwischendurch („Das kann ja wohl nicht schaden") plötzlich Kohlenhydrate („Nur ein kleiner Gemüsetrunk") zugeführt werden. In dieser nicht so selten anzutreffenden Situation ist bis zum akuten Auftreten eines Komas alles drin. Andererseits widerspricht der völlige Verzicht auf Nahrung dem natürlichen Ansatz unseres Heilfastens. Der gewohnte Ernährungsablauf soll in den Grundzügen beibehalten werden, allerdings kalorienbeschränkt, mehr durchdacht und ohne die psychische Alltagsbelastung. Durch Nulldiät lernt kaum einer richtig und bewußt zu essen. Sie stellt meist ein kurzlebiges Intermezzo verkrampfter Gewichtskosmetik dar, ohne die dahinterstehenden Probleme auch nur annähernd günstig zu beeinflussen.

Daher halte ich Nahrungszufuhr innerhalb dieses Heilfastenkonzeptes für unverzichtbar.

Bei der Vorbereitungszeit für die Mahlzeiten müssen Sie berücksichtigen, daß Sie möglicherweise an unterschiedlichen Tagen verschieden lange Zeit brauchen. Sie wissen aber von Ihrem Diätplan, welche Gerichte am jeweiligen Tag bereitet werden und können sich das dann gut einteilen.

Hinweise für die ungefähre Zubereitungszeit der einzelnen Gerichte entnehmen Sie bitte den Tagesdiätplänen im Anschluß.

Für die Woche sind zweimal sieben Pläne ausgearbeitet. Wie erwähnt haben Sie die Auswahl zwischen Sommer- und Winterplan mit ihrem unterschiedlichen Angebot an Nahrungsmitteln. Zusätzlich sind die benötigten Lebensmittel in zwei Kolonnen aufgelistet (Tag 1 - 3 und 4 - 7), als Gedächtnisstütze beim Einkaufen.

Bei Ihrer Gesamtplanung muß also zunächst der Ernährungsplan des einzelnen Tages festgelegt werden. Die unterschiedlichen Gerichte bestimmen die Zubereitungszeit. Diese wiederum beeinflußt Ihren Tagesplan, in dem alle Ihre Aktivitäten wie musizieren, lesen usw. festgelegt werden.

Benötigen Sie an einem Tag für die Zubereitung des Mittagessens eine ganze Stunde (möglicherweise einschließlich begleitender Aufräumarbeiten in der Küche), so können Sie natürlich nicht wie im obigen Tabellenbeispiel dafür nur 30 Minuten ansetzen.

Ernährungsplan (mit seinen Vorbereitungszeiten) und Tagesplan (der den gesamten Tag überblicken läßt, einschließlich der Zeiten für die Mahlzeiten und ihrer Vorbereitung) müssen also aufeinander abgestimmt sein.

Beim Essen nichts anderes tun!

Auch wenn die Fastenkur-Mahlzeiten eher kärglich sind: Konzentrieren Sie sich voll darauf, schalten Sie nicht den Fernseher ein oder nehmen ein Buch zur Hand. Sie sollen nur ans Essen denken. Das gilt übrigens generell für die Mahlzeiten.

Erstens essen Sie dann bewußter, stopfen nicht gedankenlos in sich hinein. Dazu kommt noch etwas:

Nach einiger Zeit lösen Fernsehen oder Lesen wie ein Signal Hunger aus. Weil sich der Körper daran gewöhnt, daß er in diesen Situationen etwas zu essen bekommt.

Weiten Sie am besten die Vorbereitungszeit für einzelne Mahlzeiten nicht über eine Stunde aus.

Essen wäre so zu hoch bewertet innerhalb des Heilfastens, auch wenn es, wie oben begründet, ein unverzichtbarer Teil im Tagesablauf bleibt.

Berücksichtigen Sie bitte auch, daß Sie Zeit zum Einkaufen brauchen.
Diese sollte nicht körperliche Aktivitäten verdrängen. Sie ersetzt auch keinen Spaziergang.

Kalkulieren Sie die Einkaufszeiten gesondert ein, möglichst jedoch nicht täglich. Ich empfehle als Einkaufszeit lediglich Tag 4. Die Lebensmittel zum Start der Woche haben Sie schon vorher besorgt (daher der Vorschlag für Beginn der Fastenwoche am Sonntag und Vorbereitung am Freitagnachmittag und/oder Samstag davor. Ernährungs- und Tagespläne haben Sie am besten schon eine Woche früher erstellt).

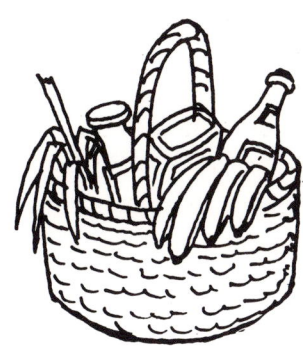

Tee brühen auf unserem Tagesplanbeispiel (für 20 Uhr angesetzt) bedeutet nicht Einwerfen eines Teebeutels in eine Tasse mit heißem Wasser.
Stellen Sie sich vorher Teemischungen zusammen. Sie können auch in der Apotheke Blätter oder Blüten frisch kaufen, diese mit Wasser übergießen und etwa 15 Minuten ziehen lassen.

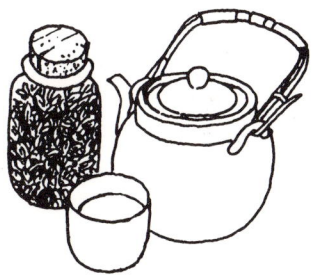

So eine phytotherapeutische Teekur können Sie noch ein bis zwei Wochen über das Heilfasten hinaus fortsetzen. Diese Verlängerung wird Ihnen körperlich gut tun. Durch die Verbindung der abendlichen Übung, Tee zu brühen, halten Sie außerdem die Erinnerung an die Heilfastenwoche unmittelbarer im Gedächtnis, ein zusätzlicher Vorteil, wenn's wieder in Richtung Alltag geht.

Das Ergebnis

Heilfasten lohnt sich.
Probieren Sie's aus!
Trotz mancher Angebote eines zur
Ersatzreligion verdrehten Heilfastens
benötigen Sie bei meinem Vorschlag
nicht mehr Geld als während einer
Alltagswoche.

Sie brauchen allerdings Zeit.
Zeit, in der Sie auch aktiv sein müssen.
Überwiegend gilt das für die Vorbereitungsphase, die wohlüberlegt und
geplant sein muß. Wir haben besprochen, was sich in unserem Stoffwechsel
tut. Sie erhielten Hinweise über Mode-
torheiten einer Gewichtsreduktion
(„Schlankheitswahn"). Dem stellte ich
die doppelte Begründung des Fastens
gegenüber. Einmal der medizinische
Grund von Übergewicht, welches den
Körper unnötig belastet. Zum anderen
das eigene Wohlbefinden.

Diese zu verbessern, übersteigt die
Möglichkeiten alleinigen Fastens, läßt
man einmal kurzfristige und kurzlebige
Erfolge außer acht. So geht der folgerichtige Weg vom Fasten zum Heilfasten.

Dieses führt uns über die erwünschte
Hilfestellung des Fastens gleichzeitig
und mindestens ebenso wichtig zur Sta-
bilisierung unserer gesamten Person.

Dieser letzte Gesichtspunkt schließt den
Kreis zum Anfang.

Wir schöpfen aus dem Heilfasten innere
Kraft. Und das bedeutet mehr als eine
lügnerische Gewichtsabnahme von drei
Kilo in einer Woche. Mit einem soliden
Diätplan erreichen wir in unserer Fastenwoche scheinbar weniger. Wir haben
jedoch ein anderes Verhältnis zu unserem Körper gewonnen. Dieses befähigt,
wenn wir nur wollen, auch weiterhin
darauf zu achten, daß unser bewußteres
Essen nicht wieder im Alltag verflacht.
Das bewußte Essen wird noch ausführlicher im Schlußkapitel mit den Diätplänen angesprochen.

Aber da sind wir ja schon mitten drin im
Heilfasten, zu dem ich uns allen Erfolg,
jedoch im Sinne des früher Angesprochenen keine Erfolge wünsche.

Wir haben Abschied genommen von
einem heil-losen Mißverständnis, aber im
klaren Licht lockt – wie auf Athos – das
neue Ufer Heilfasten.

DIE HEILFASTENWOCHE

Vorbemerkungen zu den Diätplänen

Die angegebenen Kalorienzahlen gelten ungefähr. Es ist sinnlos, hier vermeintlich exakte Werte anzugeben. Keine Kartoffel gleicht der anderen, auch nicht in ihrem Kalorienwert. Die Näherungswerte sind jedoch für unsere Belange genau genug, niemals findet Auf- oder Abrunden um mehr als 30 kcal statt. Das ist sehr wenig, wenn Sie berücksichtigen, daß die durchschnittliche Tageskalorienzahl im Alltag um 2300 kcal liegt.

Jeden Tag auf die Waage?

Lieber nicht. Es kann immer mal vorkommen, daß die Waage trotz Fastenkur keinen Ruck mehr tut. Das ist z.B. dann der Fall, wenn der Körper vom anfänglichen Wasserverlust auf echte Fettverbrennung umschaltet. Bis die Waage das anzeigt, können ein paar Tage vergehen. Sie leben sicher streßfreier, wenn Sie sich nur einmal pro Woche wiegen.

Nehmen Sie sich beim Essen ebenso wie beim Zubereiten der Speisen Zeit. Essen Sie nicht „auf die Schnelle", möglichst noch in der Küche im Stehen.

Decken Sie vor den Mahlzeiten sorgfältig den Tisch. Nicht nur damit halt ein Teller, ein Glas und Besteck vorzufinden sind. Lassen Sie das Auge etwas mitessen, nicht nur bei der Fertigung der Speisen, sondern auch bei der Serviettenfarbe, bei etwas Tischschmuck und derlei mehr. Setzen Sie sich in Ruhe zum Essen. Bei jedem Bissen legen Sie das Besteck ab, um es dann vor dem nächsten wieder aufzunehmen. Ich empfehle sogar, ein mit Quark bestrichenes Vollkornbrot zum Beispiel mit Hilfe von Messer und Gabel zu verzehren.
Kauen Sie sorgfältig!

Zu den Getränken: In der Frühe Tee unterschiedlicher Sorten, zwei bis drei Tassen. Wenn Sie unbedingt Kaffee trinken wollen – meinetwegen. Aber dann bitte dünn und auf zwei Tassen beschränkt.
Ansonsten gibt's natriumarmes Mineralwasser mit wenig oder keiner Kohlensäure.
Abends dann, wie erwähnt, wieder Tee. Die Gesamt-Trinkmenge eines Tages sollte in der Heilfastenwoche bei drei Litern liegen.

GETRÄNKE MIT WENIG KALORIEN

Mineralwasser und Kräutertee sind eine feine Sache, wenn man Kalorien sparen und gesund abnehmen will. Und wenn's doch mal was anderes sein soll: Hier eine Liste mit Getränken, die alle 100 kcal haben.

1/2 l Apfelsaft-Schorle (halb naturreiner Apfelsaft, halb Mineralwasser)
0,2 l naturreiner Orangensaft
1/2 l Tomatensaft
0,3 l Gemüsesaft
0,15 l roter oder weißer Traubensaft
1/4 l Buttermilch
1/8 l Vollmilch
0,2 l Trinkmilch (1,5 % Fett)

KRÄUTER-TEES

Alle haben null Kalorien (natürlich nur, wenn nicht mit Zucker gesüßt wird).

Zum Muntermachen:

Brennesseltee
Weißdorntee
Rosmarintee
Schafgarbentee
Guten-Morgen-Tee (Reformhaus)

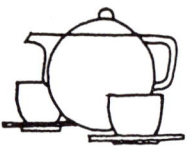

Zum besseren Einschlafen:

Baldrianwurzeltee
Hopfentee
Lavendeltee
Zitronenmelissetee
Johanniskrauttee
Gute-Nacht-Tee (Reformhaus)

Für Magen und Verdauung:

Löwenzahntee
Gänsefingerkrauttee
Fencheltee
Kamillentee

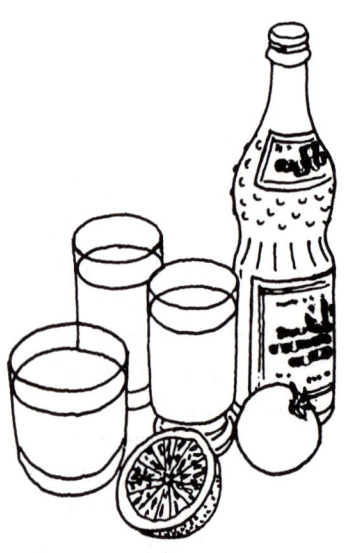

Vorschläge zum Fastenplan

Motto:

Ziel ist nicht der Kampf um jede Kalorie. Das Gesamtkonzept muß stimmen. Daher wie erwähnt gerundete Angaben zu den Kalorien.
Beispiel: Der Apfelschnitz zum Frühstück des ersten Tages wird auf den ganzen Apfel der Zwischenmahlzeit angerechnet.

Was tun, wenn der Hunger kommt?

Vermutlich werden während der Fastenkur irgendwann Hungergefühle auftreten (oder zumindest Appetit). Sie können dem entgegenwirken, indem Sie ein großes Glas Wasser schlückchenweise trinken. Oder eine Zwischenmahlzeit vorziehen. Langsam und gründlich kauen, das macht schneller satt.

„Spätmahlzeit": Wenn Sie am Tagesschluß der Hunger allzusehr quält, essen Sie noch einen Apfel, eine Birne oder eine Orange. Das macht dann jeweils noch etwa 100 Kalorien mehr.

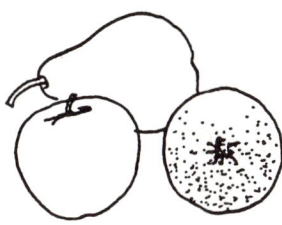

Immer Lust auf Süßigkeiten?

Während der Fastenkur sollten Sie mal versuchen, ganz bewußt auf Süßigkeiten zu verzichten (wie auf Alkohol, Zigaretten, vielleicht auch schwarzen Kaffee). Vermutlich ist Ihr „Süßhunger" danach sowieso nicht mehr so groß (oft ist das tägliche Stück Torte oder die Schokolade vor dem Zubettgehen nur eine dumme Angewohnheit). Und wenn, dann sollten Sie sich fragen, ob Sie wirklich Lust auf eben dieses Stück Schokolade haben. Wenn ja, genießen Sie es, ganz langsam, ohne Reue.
Vielleicht merken Sie aber, daß Sie was anderes brauchen (Entspannung, Liebe, Trost). Dann ist die Schokolade sicher nicht die angemessene Befriedigung.

Sommer- und Winterplan:

Die nachfolgenden Vorschläge zeigen den Sommerdiätplan in seinen einzelnen Tagen. Im Anschluß an kurz gefaßte Rezepte wird die Gesamtkalorienzahl ausgewiesen. Es folgt eine Übersicht der für den Einzeltag benötigten Zutaten. Anschließend wird unter der Rubrik „Alternative" (Winterfahrplan) eine Ausweichmöglichkeit für die Gerichte beschrieben, welche im Winter schwer zugängliche Zutaten verwenden. Sie können dann die einzelnen Mahlzeiten gegeneinander austauschen. Die Brennwerte werden gesondert aufgeführt.

Der Fastenplan

1. Tag des Fastenplans (Sommerfassung)

Frühstück (80 kcal)

1 Scheibe Knäckebrot, dünn mit Frischkäse bestrichen, darauf 1 Apfelschnitz (Restapfel für 1. Zwischenmahlzeit aufheben)

1. Zwischenmahlzeit (80 kcal)

Restlicher Apfel (mittlere Größe)

Mittagessen (140 kcal)

Gefüllte Paprika.
1 mittelgroße Paprika mit etwas Fleischbrühe etwa 20 Minuten dünsten, daneben 2 gelbe Rüben in Scheiben geschnitten mit 1/2 Zwiebel (kleingeschnitten) in wenig Olivenöl etwa 10 Minuten dünsten, leicht salzen. Ausgenommene Paprika mit dem übrigen Gemüse füllen.

2. Zwischenmahlzeit (50 kcal)

Kalorienarmer Fertigpudding zum Anrühren

Abendessen (150 kcal)

Avocadocreme mit 1 Scheibe Knäckebrot.
Bereitet aus 1 Avocado, halbiert, entkernt, ausgeschabt. Fruchtfleisch mit Gabel sorgfältig zerdrücken. Mit Gewürzen und etwas Zitrone abschmecken.

Tageskalorienzahl: 500

Sie benötigen für diesen Tag:

Knäckebrot: 2 Scheiben;
Obst: 1 Apfel;
Gemüse: 1 Paprika, 2 gelbe Rüben, 1/2 Zwiebel, 1 Avocado;
außerdem: Frischkäse, kalorienarmer Fertigpudding, Zitronensaft, Gewürze;
Getränke: Tee, Mineralwasser.

Alternative zu Tag 1 (Winterfassung)

Statt Mittagessen mit Paprika
(die bei uns ja meist auch im Winter zu
haben sind):

Pfannkuchen mit Pilzen

30 g Mehl
Backpulver
1 Eiweiß
1 EBl. Milch, 1,5 %
Öl
Salz
200 g Pilze
Saure Sahne oder Joghurt
Gewürze

Kalorienzahl: 200

Milch unter das geschlagene Eiweiß
rühren. Mit Mehl, etwas Backpulver zu
einem Teig vermengen und in wenig Öl
backen. Wenig salzen.
Pilze nach dem Putzen und Waschen in
gröbere Stücke schneiden und dünsten.
Mit Gewürzen und etwas saurer Sahne
oder Joghurt abschmecken.

2. Tag des Fastenplans (Sommerfassung)

Frühstück (170 kcal)

Müsli aus je 10 g Haferflocken, Sesam, Sonnenblumen-, Kürbiskernen, Leinsamen. Wählen Sie 3 dieser 5 Zutaten aus und vermengen sie mit 1/2 Tasse Milch (1,5 %) oder Fruchtsaft.
Dazu 1/2 Apfel, kleingeschnitten.

1. Zwischenmahlzeit (80 kcal)

1 Magermilchjoghurt (1,5 %)

Mittagessen (160 kcal)

Grünkernplätzchen mit Gurkensalat.
Plätzchen: 20 g Grünkerngrieß mit 1/2 Teel. Olivenöl, 1 Messerspitze Jodsalz und etwas Eiweiß zu einer Masse vermengen. Gewürze nach Belieben, insgesamt aber nicht zu scharf.
In wenig Olivenöl herausbacken.
Gurkensalat: 1/2 Gurke mit wenig Essig, Öl; Gewürze nach Belieben (Probieren Sie eine Messerspitze Curry dazu).

2. Zwischenmahlzeit (170 kcal)

1 Scheibe Vollkornbrot mit Frischkäse (20 g)

Abendessen (80 kcal)

Salat
aus 1/2 Kopfsalat, 1/2 Paprika, 1/2 Zwiebel, 1 Tomate,
angemacht mit wenig Essig und Öl.
Dazu 1 Scheibe Knäckebrot.

Tageskalorienzahl: 660

Sie benötigen für diesen 2. Tag:

Knäckebrot: 1 Scheibe;
Vollkornbrot: 1 Scheibe;
Gemüse: 1/2 Kopfsalat, 1 Tomate, 1/2 Paprikaschote, 1/2 Zwiebel;
Körner: Sesam, Kürbis, Leinsamen, Sonnenblumen, Haferflocken (Wählen Sie davon 3 Sorten aus), jeweils 10 g;
Obst: 1/2 Apfel;
außerdem: 1 Joghurt (1,5 %), Milch, Grünkerngrieß, Frischkäse, 1 Ei, Olivenöl, Essig;
Getränke: Tee, Mineralwasser.

Da die Zutaten alle auch im Winter zu kaufen sind, entfällt hier die alternative Winterfassung.

3. Tag des Fastenplans (Sommerfassung)

Frühstück (140 kcal)	1 Joghurt (1,5 %) mit 1 Teelöffel Honig
1. Zwischenmahlzeit (70 kcal)	1 geriebene gelbe Rübe mit etwas Zitronensaft beträufelt
Mittagessen (250 kcal)	Hühnerschenkel auf Reis. Dünsten Sie einen ganzen Hühnerschenkel. Für das heutige Mittagessen brauchen Sie nur die Hälfte. Den Rest gibt's am Abend von Tag 4. Mit dem beim Dünsten gewonnenen Saft den Reis überziehen.
2. Zwischenmahlzeit (50 kcal)	Kalorienarmer Pudding
Abendessen (150 kcal)	1 Scheibe Vollkornbrot mit Magerquark (50 g); dazu Petersilie, Dill oder Schnittlauch

Tageskalorienzahl: 660

Sie benötigen für diesen Tag:

Vollkornbrot: 1 Scheibe;
Gemüse: 1 gelbe Rübe;
außerdem: 30 g Reis, 1 Hühnerschenkel, 50 g Magerquark, Puddingpulver (kalorienarm), 1 Joghurt (1,5 %), 1 Teelöffel Honig, Kräuter wie Dill, Schnittlauch, Petersilie, Zitronensaft;
Getränke: Tee, Mineralwasser.

Alternative zu Tag 3 (Winterfassung)

Austausch einer Hauptmahlzeit gegen

Kartoffelgratin

3 Kartoffeln
50 g Magerquark
Dill

3 Kartoffeln nicht ganz weich kochen, schälen und in Scheiben schneiden.
In einem tiefen Teller anordnen, mit 50 g Magerquark überziehen.
Darauf Dill (Tiefkühlkost).
Im Backofen oder Mikrowellenherd so vorsichtig erwärmen, daß der Quark nicht zu trocken, aber weich wird.

Kalorienzahl: 280

4. Tag des Fastenplans (Sommerfassung)

Frühstück (160 kcal)

30 g Cornflakes, 1/2 Joghurt (1,5 %)

1. Zwischenmahlzeit (160 kcal)

Obstsalat.
1 Apfel oder 1 Birne in Stücke schneiden, ebenso 50 g Weintrauben.
1/2 Orange mit etwas Milch oder Fruchtsaft dem übrigen untermengen.

Mittagessen (200 kcal)

Gemüsetopf.
2 Kartoffeln, 1 Tomate, 1/2 Zwiebel, Petersilie (gehackt, 1 Eßlöffel).
Gemüse zerkleinern, Kartoffeln waschen, roh schälen, würfeln und in mäßig gesalzenem Wasser kochen, daß sie noch bißfest sind. Zwiebeln kurz zuvor beifügen. Kartoffelwasser abgießen. Zuletzt die Tomatenstücke und Petersilie zufügen und 2 - 3 Minuten auf kleiner Flamme gemeinsam ziehen lassen.

2. Zwischenmahlzeit (100 kcal)

1/2 Joghurt, 1 Scheibe Knäckebrot belegt mit 2 Orangenscheiben (der halben Orange, die vormittags übrig blieb).

Abendessen (180 kcal)

Hähnchensalat.
Den am Vortag übriggebliebenen halben Hühnerschenkel vom Knochen lösen, in Stücke schneiden. 3 Radieschen in Scheiben schneiden, mit etwas Kresse und 1 Teelöffel Olivenöl, 1 Eßlöffel Wasser vermengen, nach Belieben würzen.

Tageskalorienzahl: 800

Sie benötigen für diesen 4. Tag:

Cornflakes: 30 g;
Knäckebrot: 1 Scheibe;
Gemüse: 2 mittelgroße Kartoffeln, 3 Radieschen, 1 Tomate, Petersilie (1 Eßlöffel),
1/2 Zwiebel, Kresse (1 Eßlöffel);
Obst: 1 Apfel oder 1 Birne, 50 g Weintrauben, 1 Orange;
außerdem: 1/2 Hähnchenschenkel (vom Vortag),
1 Joghurt, Olivenöl, Gewürze Ihrer Wahl;
Getränke: Tee, Mineralwasser.

Alternative zu Tag 4 (Winterfassung)

Austausch einer Hauptmahlzeit gegen

Reistopf

50 g Reis
50 g Krabben
50 g Mais

50 g Reis fast gar kochen.
Etwa 5 Minuten vor dem Garwerden
50 g Krabben und 50 g Mais (lieber
Tiefkühlkost als Dose wegen des Salz-
gehaltes) zufügen.
In weiteren 5 Minuten das Gericht
fertigkochen.

Kalorienzahl: 280

5. Tag des Fastenplans (Sommerfassung)

Frühstück (170 kcal)	Müsli, wie Tag 2. (Rest des Apfels für zweite Zwischenmahlzeit aufbewahren)

Frühstück (170 kcal)

Müsli, wie Tag 2.
(Rest des Apfels für zweite Zwischenmahlzeit aufbewahren)

1. Zwischenmahlzeit (50 kcal)

1 Scheibe Knäckebrot belegt mit Tomatenscheiben (1 mittlere Tomate)

Mittagessen (180 kcal)

Fisch mit Kartoffelpüree.
In 1/8 l Milch (1,5 %) gut 1 Eßlöffel Kartoffelpüreepulver anrühren.
100 g Kabeljaufilet würzen, gar dünsten, mit Zitronensaft beträufeln.

2. Zwischenmahlzeit (200 kcal)

Rohkostsalat.
1/2 Sellerie, 1 gelbe Rübe, 1 Apfel in Stücke und/oder Streifen schneiden und auf einem Teller gefällig anordnen.

Abendessen (100 kcal)

1 Teller einer nicht zu kalorienreichen Päckchensuppe (günstig: gebundene Gemüsesuppe; ungünstig: Suppen mit der Bezeichnung „-creme" im Namen).
Dazu 1 Scheibe Knäckebrot.

Tageskalorienzahl: 700

Sie benötigen für diesen Tag:

Knäckebrot: 2 Scheiben;
Körner: wie Tag 2;
Gemüse: 1/2 Sellerie, 1 gelbe Rübe;
Obst: 1 Apfel;
außerdem: Kartoffelpüree, Milch (1,5 %), 100 g Kabeljaufilet, 1 Päckchensuppe (wie oben beschrieben);
Getränke: Tee, Mineralwasser.

Alternative zu Tag 5 (Winterfassung)

Mittags:

Kartoffelsalat

3 Salatkartoffeln
1/8 l Fleischbrühe
1/4 Kopf Endiviensalat
Pfeffer
Essig

3 Salatkartoffeln weichkochen, schälen, in Scheiben schneiden.
Etwa 1/8 l Fleischbrühe (relativ kräftig) bereiten und erkalten lassen.
1/4 Kopf Endiviensalat putzen, in feine Streifen schneiden.
Beides mit der Fleischbrühe vermengen, mit wenig Pfeffer und Essig abschmekken.

Kalorienzahl: 270

6. Tag des Fastenplans (Sommerfassung)

Frühstück (200 kcal)

1 Scheibe Vollkornbrot, 1 weichgekochtes Ei.

---

1. Zwischenmahlzeit (80 kcal)

1 Orange oder 1 Birne

Mittagessen (100 kcal)

Kohlrabigemüse.
2 Kohlrabi vom Kraut trennen. Dieses in sehr feine, nicht zu lange Streifen schneiden und den Kohlrabiknollen zum Kochen beifügen. Die gegarten Kohlrabi in Scheiben schneiden, leicht salzen und das Kraut nach Belieben darüber verteilen.

---

2. Zwischenmahlzeit (80 kcal)

1 Scheibe Knäckebrot, mit Magerquark dünn bestreichen, darauf etwas Kresse

---

Abendessen (80 kcal)

Salat wie Tag 2

Tageskalorienzahl: 540

Sie benötigen für diesen Tag:

Vollkornbrot: 1 Scheibe;
Knäckebrot: 2 Scheiben;
Gemüse: 2 Kohlrabi mit Kraut, 1 Tomate, 1/2 Kopfsalat, 1/2 Paprikaschote, 1/2 Zwiebel, Kresse;
Obst: 1 Orange oder 1 Birne;
außerdem: 1 Ei, Magerquark (etwa 20 g);
Getränke: Tee, Mineralwasser.

(Da die Zutaten alle auch im Winter zu kaufen sind, entfällt hier die alternative Winterfassung.)

7. Tag des Fastenplans (Sommerfassung)

Frühstück (120 kcal)	1 Scheibe Knäckebrot, mit Frischkäse bestrichen und mit kleingeschnittenem Schnittlauch bestreut
1. Zwischenmahlzeit (30 kcal)	1 Kiwi
Mittagessen (250 kcal)	Reispfanne. 50 g Reis kochen, etwa 5 Minuten vor dem Garwerden eine kleine, in dünne Scheiben geschnittene Zucchini zufügen und noch kurz weiter kochen. Dazu etwas Curry und 1 Teelöffel Olivenöl.
2. Zwischenmahlzeit (50 kcal)	1 Portion Diät-Götterspeise
Abendessen (80 kcal)	1 Scheibe Knäckebrot, belegt mit 1 Tomate, in Scheiben geschnitten, darauf kleine Zwiebelstückchen.

Tageskalorienzahl: 530

Sie benötigen für diesen Tag:

Knäckebrot: 2 Scheiben;
Gemüse: 1 kleine Zucchini, Schnittlauch (1 Teel.), 1 Tomate, 1/2 Zwiebel (klein);
Obst: 1 Kiwi;
außerdem:
Frischkäse (etwa 10 g),1 Diät-Götterspeise, Olivenöl, 50 g Reis, Curry;
Getränke: Tee, Mineralwasser;

Alternative zu Tag 7 (Winterfassung)

Mittagessen:

Kartoffelsuppe

3 Kartoffeln
2 gelbe Rüben
1/2 Zwiebel
1/4 l Wasser
Salz, Pfeffer
Schnittlauch
Öl

3 Kartoffeln weich kochen, schälen und zerdrücken.
2 gelbe Rüben putzen und in Stücke schneiden.
1/2 Zwiebel in kleine Stücke schneiden. Mit wenig Olivenöl Zwiebelstücke anrösten, dann mit Wasser (1/4 l) aufgießen, die gelben Rüben hinzufügen und bißfest garen.
Schließlich die zerdrückten Kartoffeln dazugeben und verrühren. Mit wenig Salz und Pfeffer abschmecken.
1 Eßlöffel kleingeschnittenen Schnittlauch zufügen.

Kalorienzahl: 350

GESAMTÜBERSICHT DER LEBENSMITTEL, DIE SIE IN DER HEILFASTENWOCHE BENÖTIGEN

(Fastenplan Tag 1 - 7, Sommerfassung)

Wie erwähnt, wird der Großteil der Lebensmittel schon in der Vorbereitungsphase gekauft.

Als kleine Pause im Heilfasten ist der 4. Tag vorgesehen. Hier wird der zweite Teil der Wochenernährung eingekauft. Naturgemäß sind nur noch wenige Dinge zu besorgen, um Ihr Heilfasten nicht über Gebühr zu stören.

Sie werden merken: Der kleine Ausflug „in die Welt" tut Ihnen gut, Sie werden aber auch froh sein, in „Ihre Woche" zurückkehren zu können.

Auf der folgenden Seite finden Sie die für die Woche notwendigen Lebensmittel übersichtlich aufgelistet. Die Einteilung trennt erste und zweite Wochenhälfte.

Dabei empfiehlt es sich, manche Lebensmittel abhängig von ihrer Haltbarkeit bereits vor der Heilfastenwoche einzukaufen. Hinweise dazu entnehmen Sie bitte der 3. Spalte in umseitiger Tabelle. Es wird die gesamte Woche in ihrer Sommerfassung aufgeführt.

Bei Verwendung der Alternativen, etwa im Winterhalbjahr, orientieren Sie sich bitte an der Seite nach der Haupttabelle. Dort finden Sie die Lebensmittel für alle Alternativvorschläge zusammenhängend aufgeführt.

Sie benötigen in der	Wochenhälfte 1 ***	Wochenhälfte 2	Einkauf für beide Wochenhälften schon in Vorbereitungsphase zu empfehlen
Apfel	3	1	ja
Avocado	+	–	
Birne	1 **	1 **	ja
Cornflakes	+	–	ja
Diät-Götterspeise	–	1	ja
Diät-Pudding	2	–	ja
Ei	1	1	ja
Frischkäse	+	+	ja
Gelbe Rüben	3	1	ja
Grünkerngrieß	+	–	ja
Honig	+	–	ja
Hühnerschenkel	+	–	
Joghurt 1,5%	3	1	nein
Kabeljau	–	+	nein
Kartoffeln	–	2	ja
Kartoffelpüree	–	+	ja
Kiwi	–	1	nein
Knäckebrot	4 Scheiben	3 Scheiben	ja
Körner *	+	+	ja
Kopfsalat	1	1	nein
Kresse	+	+	nein
Magerquark	+	+	ja
Milch 1,5%	+	+	nein
Olivenöl, Essig, Gewürze	+	+	ja
Orange	1 **	1 **	ja
Päckchen-Suppe	–	+	ja
Paprikaschoten	2	1	nein
Petersilie, Dill, Schnittlauch	+	+	ja
Radieschen	–	3	nein
Reis	+	+	ja
Sellerie	–	1	nein
Tomaten	1	3	nein
Vollkornbrot	2 Scheiben	1 Scheibe	ja
Weintrauben	+	–	
Zucchini	–	+	nein
Zwiebeln	1	2 - 3	ja

*   wie im Fastenplan ausgeführt (Tag 2, Frühstück)
**   angegeben jeweils als Orange oder Birne (Tag 4 und 6)
*** einschließlich 1. Zwischenmahlzeit Tag 4

Getränke: Tee wie oben ausgeführt, also sehr individuell.
Mineralwasser täglich eher 3 als 2 Flaschen (à 0,7 l). Gesamttagestrinkmenge 3 l.

Für die Alternativ-Mahlzeiten benötigen Sie zusätzlich

in der 1. Wochenhälfte:	200 g Pilze (am besten Zuchtchampignons), 1 Ei, Mehl, 3 Kartoffeln;
in der 2. Wochenhälfte:	6 Kartoffeln, 50 g Reis, 50 g Mais, 50 g Krabben, 1 Endiviensalat, 2 gelbe Rüben, 1 Zwiebel, Fleischbrühe.

Richtig essen nach dem Fasten

Sie haben die Heilfastenwoche gut und erfolgreich hinter sich gebracht? Gratulation!

Nun sollten Sie aber bitte nicht den Erfolg mit hemmungslosem Zuschlagen feiern. Das würde sich zum einen negativ auf der Waage bemerkbar machen. Zum anderen wären auch sämtliche anderen positiven Nebenwirkungen, die Sie sicher in dieser Woche erfahren haben, schnell wieder zunichte.

Also: Warum nicht noch ein bißchen weiter kontrolliert essen?

Kalorien sparen in der Kantine

Auch wenn Sie Kalorien zählen, können Sie mittags in die Kantine gehen. Achten Sie auf folgendes:

• Suppen lieber auslassen, sie enthalten meist viel Fett.

• Viel Salat essen und ihn, wenn möglich, selbst anmachen (mit Salz, Pfeffer, Essig und etwas Öl). Fertige Dressings bringen oft unnötig viele Kalorien.

• Wenig Fleisch essen, Panade und sichtbares Fett wegschneiden.

• Pommes frites, Bratkartoffeln, Kroketten o.ä. lieber nicht essen. Salzkartoffeln, Kartoffelbrei, Reis oder Nudeln sind dagegen in aller Regel kalorienarme Beilagen.

• Statt üppigem Dessert ein Stück Obst oder Joghurt (Quark etc.) essen.

Ich schlage Ihnen keine zusätzliche Fastenwoche mehr vor. Schließlich hat Ihr Alltag wieder begonnen, Sie stehen im Beruf und brauchen Kraft. Deswegen mache ich Ihnen Rezept-Vorschläge, die Sie selbst zu Ihrer Diät kombinieren können.

Ich schlage im folgenden vor:

7 Frühstücke (à 200 kcal)
7 warme Mahlzeiten (à 400 kcal)
7 kalte Mahlzeiten (à 400 kcal)
14 Zwischenmahlzeiten (à 100 kcal)

Jeden Tag kombinieren Sie selbst:

1 Frühstück
1 Zwischenmahlzeit
1 warme Mahlzeit
1 Zwischenmahlzeit
1 kalte Mahlzeit

Damit kommen Sie pro Tag auf 1000 kcal. Eine Menge, die ideal ist, um nach einer Heilfasten-Woche wieder langsam aufzubauen.

Und für die Wochen (und Monate?) danach gilt:

- Behalten Sie das Prinzip der Heilfasten- und Aufbauwoche bei: Fünf Mahlzeiten pro Tag.

- Trinken Sie weiterhin viel – am besten zwei Liter pro Tag.

- Wenn Sie mal zwischendurch „gesündigt" haben: Schieben Sie sofort einen Fasten- oder Aufbautag ein.

- Stellen Sie Ihre Ernährung auf „Vollwert" um. Das heißt: viel frisches Obst, Gemüse und Salat, viele Vollkornprodukte, wenig Fleisch und Wurst.

Tolle Schlankmacher: Fertiggerichte

Tip, wenn Sie Ihr neues Idealgewicht
nach der Fastenkur auch halten wollen:

Legen Sie sich einen Vorrat an Fertiggerichten zu, die Sie im Notfall schnell
warm machen können. Das ist wesentlich besser und kaloriensparender, als
sich abends heißhungrig auf alles Eßbare
zu stürzen.

Wichtig: Kaufen Sie nur Fertiggerichte,
auf denen die Kalorienzahl exakt angegeben ist. 300 bis 400 kcal sind richtig für
eine warme Mahlzeit.

Wenn Sie in punkto Gesundheit auf
Nummer Sicher gehen wollen, nehmen
Sie sogenannte Diät-Fertiggerichte. Sie
sind auch für Diabetiker und krankhaft
Übergewichtige gedacht und müssen
der Diät-Verordnung genügen, d.h. eine
vorgeschriebene Mindestmenge an
Eiweiß, Kohlenhydraten, Fettsäuren,
Calcium, Eisen und Vitaminen enthalten.

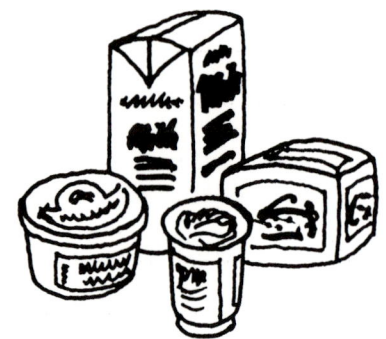

Der Aufbauplan

1. Frühstück

1 Scheibe Vollkornbrot,
bestrichen mit 1 Eßlöffel Magerquark
und 1 Teelöffel Marmelade.

2. Frühstück

2 Scheiben Knäckebrot,
bestrichen mit 2 Eßlöffeln Magerquark,
der mit 2 Teelöffeln Kaffeesahne und
etwas flüssigem Süßstoff glattgerührt
wurde.
Darauf kommt eine in dünne Scheiben
geschnittene Kiwi.

3. Frühstück

1 weichgekochtes Ei,
dazu 1/2 Scheibe Vollkornbrot,
bestrichen mit 1 Teelöffel Butter oder
Margarine.
Dazu 1 Tomate mit Salz und Pfeffer.

4. Frühstück

Rührei mit Tomaten:
1 Messerspitze Butter oder Margarine
in einer Pfanne erhitzen,
eine in Scheiben geschnittene Tomate
darin dünsten.
Ein Ei (verquirlt mit etwas Salz, Pfeffer und
Schnittlauchröllchen) über die Tomaten
gießen und stocken lassen.
Dazu 1/2 Scheibe Vollkornbrot,
bestrichen mit 1 Teelöffel Tomatenmark.

Frühstücke (à 200 kcal)

5. Frühstück

1 Becher (150 g) Vollmilchjoghurt mit etwas flüssigem Süßstoff und 2 Teelöffeln Zitronensaft verrühren. Einen geschälten, entkernten und in Stücke geschnittenen Apfel druntermischen und 1 Teelöffel gehackte Haselnüsse darüberstreuen.

6. Frühstück

Eine Orange halbieren, die eine Hälfte auspressen. Den Saft mit 3 Eßlöffeln Magerquark, etwas flüssigem Süßstoff und 1 Teelöffel Weizenkleie verrühren. Das Fruchtfleisch der anderen Orangenhälfte daruntermischen.

7. Frühstück

1/4 l Milch mit etwas flüssigem Süßstoff vermischen und 2 Eßlöffel Cornflakes hineingeben.

Getränke:
(Kräuter-)Tee,
Kaffee ohne Milch und Zucker

Warme Mahlzeiten (à 400 kcal)

1. GEFÜLLTE TOMATEN

2 mittelgroße Tomaten (400 g),
Salz, Pfeffer,
1 TL Butter oder Margarine,
1 TL Mehl,
6 EL Milch,
2 EL geriebener Käse,
1 Eigelb, 1 Eiweiß,
1 Scheibe Toast

Von den Tomaten einen Deckel abschneiden, dann aushöhlen und würzen. Das Fett mit dem Mehl verkneten, unter Rühren mit der Milch aufkochen. Topf vom Herd ziehen. Soße mit Salz und Pfeffer würzen, Käse und Eigelb daruntermischen. Dann das steif geschlagene Eiweiß darunterheben und die Masse sofort in die Tomaten füllen. Im unteren Teil des auf 200 Grad vorgeheizten Ofens etwa 15 Minuten backen. Dazu gibt's Toast.

2. PIZZABROT

2 Scheiben Graubrot,
2 Tomaten,
1/4 Gurke (100 g),
Salz, Pfeffer,
4 Scheiben Mozzarella (80 g),
Oregano, Basilikumblätter

Brot toasten, mit Tomaten- und Gurkenscheiben belegen, salzen und pfeffern. Mozzarella darauflegen und mit Oregano bestreuen. Kurz unterm Grill überbacken, bis der Käse zu zerlaufen beginnt. Basilikumblätter darüberstreuen.

3. SPINATCREME MIT EI

1 Paket TK-Spinat (150 g),
1/8 l Gemüse- oder Hühnerbrühe (Instant),
1 EL Crème fraîche,
Salz, Pfeffer, Cayennepfeffer, Muskat,
2 Eier,
2 kleine gekochte Kartoffeln

Spinat und Brühe in einen Topf geben. Spinat auftauen lassen. Crème fraîche unterrühren, mit Salz, Pfeffer, Cayennepfeffer und Muskat würzen. Eier weich kochen und mit den Kartoffeln in die Spinatcreme geben. Gut erwärmen.

Warme Mahlzeiten (à 400 kcal)

4. FISCHFILET IN DER FOLIE

250 g Rotbarsch- oder Seelachsfilet,
Zitronensaft, Salz, Pfeffer,
eine Handvoll frische Kräuter,
1 Tomate,
100 g Champignons,
1 TL Butter,
1 Portion Kartoffelpüree (aus der
Packung),
1/2 Kopfsalat,
1 TL Öl

Fischfilet mit Zitronensaft, Salz, Pfeffer,
viel frischen Kräutern würzen und auf ein
großes Stück Alufolie legen.
Kleingeschnittene Tomate und Pilze
darauf verteilen. Salzen, pfeffern und
Butterflöckchen drauflegen. Folie gut
verschließen und den Fisch zehn Minuten
im 180 Grad heißen Ofen garen.
Dazu gibt's Kartoffelpüree und Salat mit
Zitronensaft, Kräutern und Öl.

5. CHAMPIGNON-PFANNKUCHEN

1 Ei,
2 EL Mehl, Salz,
1/8 l Mineralwasser,
1/2 TL Öl,
250 g Champignons,
1 Zwiebel,
1 TL Butter,
1 EL Crème fraîche,
Salz, Pfeffer, Paprika, Essig, Petersilie

Aus Ei, Mehl, Salz und Mineralwasser
einen Teig quirlen. Dann in einer ein-
gefetteten Pfanne zwei Pfannkuchen
backen.
Für die Füllung kleingeschnittene Pilze
und Zwiebel in der Butter anbraten,
Crème fraîche darunterrühren, würzen
und Petersilie darüberstreuen.
Die Füllung auf die Hälfte der Pfannkuchen häufen, die andere darüber-
klappen.

Warme Mahlzeiten (à 400 kcal)

6. Schweineschnitzel mit Gurkensalat

1 Salatgurke (250 g),
1/2 Becher Magermilchjoghurt,
1 EL Zitronensaft,
1/2 Bund Dill, Salz, Pfeffer,
1 Schweineschnitzel (125 g),
Paprika,
2 EL Semmelbrösel,
1 EL geriebener Käse,
1 TL Öl

Für den Gurkensalat die geschälte und entkernte Gurke in Scheiben schneiden und mit Joghurt, Zitronensaft, gehacktem Dill, Salz und Pfeffer anmachen. Schweineschnitzel mit Salz, Pfeffer und Paprika würzen.
Mit Semmelbröseln und geriebenem Käse panieren.
Auf jeder Seite etwa zwei Minuten im heißen Öl braten.

7. Spaghetti mit Pesto

50 g Spaghetti,
Salz,
1 Tomate (200 g),
1 Bund Basilikum oder Petersilie,
1 TL Pinienkerne,
2 TL Olivenöl,
Pfeffer,
1 EL geriebener Käse

Spaghetti in Salzwasser bißfest kochen. Für die Soße Tomate, Basilikum oder Petersilie, Pinienkerne, Olivenöl, Pfeffer und drei Eßlöffel Spaghetti-Kochwasser im Mixer pürieren, würzen.
Spaghetti bis auf einige Eßlöffel Kochwasser abgießen. Soße zufügen, gut mischen und kurz aufkochen.
Geriebenen Käse darüberstreuen.

Getränke: Mineralwasser

Kalte Mahlzeiten (à 400 kcal)

1. SPINAT-SALAT

50 g feine Spinatblätter,
1 mittelgroße reife Birne,
Saft von 1/2 Zitrone,
1 TL Öl,
Salz, Pfeffer,
50 g Gorgonzola,
1 Scheibe Vollkornbrot

Spinatblätter waschen, verlesen und auf einen Teller legen.
Birne in feine Spalten schneiden und darauf verteilen.
Mit Zitronensaft, Öl, Salz und Pfeffer würzen. Gorgonzola darüberkrümeln.
Dazu gibt's Vollkornbrot.

2. GRIECHISCHER GURKENJOGHURT

2 Becher Magermilch-Joghurt,
2 Knoblauchzehen,
1 Gurke,
Salz, Pfeffer,
ein paar Tropfen Olivenöl,
Zitronensaft,
1/4 Fladenbrot

Den Joghurt mit den zerdrückten Knoblauchzehen und der entkernten, geraffelten Gurke vermischen.
Salzen, pfeffern, Olivenöl und Zitronensaft daruntermischen.
Dazu gibt's Fladenbrot.

3. CARPACCIO

100 g Rinderfilet,
1 TL Olivenöl,
40 g Bergkäse (z.B. Greyerzer),
Salz, Pfeffer,
Petersilie,
1 Scheibe Toastbrot

Das Rinderfilet hauchdünn aufschneiden (geht am besten, wenn es vorher ein paar Stunden im Tiefkühlfach war). Die Scheiben auf einen mit Öl bepinselten Teller legen.
Mit dem dünn gehobelten Käse belegen und noch etwas Öl darüberträufeln.
Salzen, pfeffern und mit Petersilie bestreuen.
Dazu gibt's das getoastete Brot, mit dem man auch das restliche Öl auftunken darf.

4. GERÄUCHERTE FORELLE

100 g vakuumverpacktes geräuchertes Forellenfilet, dazu 1 Scheibe Vollkornbrot, 1 TL Butter. Als Nachtisch 1 Pfirsich.

5. ROHKOST MIT KRÄUTERQUARK

1/2 Salatgurke,
2 Karotten,
1 mittelgroße Fenchelknolle (100 g),
125 g Speisequark (20 % Fett),
1 TL Öl,
viel frische Kräuter, Salz, Pfeffer, Paprika,
2 Scheiben Knäckebrot

Gemüse in kleine Stücke schneiden. Quark, Öl und gehackte Kräuter miteinander vermischen und kräftig würzen. Der Kräuterquark kann gut in verschließbaren Dosen transportiert und am Arbeitsplatz mit Knäckebrot gegessen werden.

6. ROASTBEEF MIT REMOULADE

100 g Roastbeef (ohne Fettrand),
1 EL Mayonnaise (kalorienreduziert),
1 mittelgroße Salzgurke (100 g),
1 kleine Zwiebel,
1 EL Kapern,
1/4 Bund Schnittlauch,
1/4 Bund Petersilie,
Salz, Pfeffer,
1 Knäckebrot

Roastbeef auf einen Teller legen. Für die Soße Mayonnaise mit fein geschnittener Salzgurke, Zwiebel, gehackten Kapern und den Kräutern vermischen, würzen. Dazu schmeckt Knäckebrot.

7. Nizza-Salat

100 g grüne Bohnen,
1 kleine grüne Paprika,
Salz,
2 Tomaten (200 g),
1/2 Gärtnergurke,
1 Zwiebel,
1 Knoblauchzehe,
3 – 4 Salatblätter,
2 Sardellenfilets,
1 hartgekochtes Ei,
2 grüne Oliven,
1 EL Öl,
1/2 Bund Basilikum,
Salz, Pfeffer,
1 Scheibe Dreikorn-Toast

Bohnen und Paprika kurz in kochendes Salzwasser geben. Tomaten vierteln, geschälte und entkernte Gurke in Scheiben schneiden, Paprika und Zwiebel in Ringe. Den Knoblauch hacken.
Gemüse auf die Salatblätter legen. Sardellen, Ei-Viertel und Oliven darauflegen.
Aus Öl, Basilikum, Salz und Pfeffer eine Soße rühren und über den Salat träufeln. Dazu gibt's Toast.

Getränke: Tee, Mineralwasser

Zwischenmahlzeiten (à 100 kcal)

1. _____   1 Apfel

2. _____   1 Birne

3. _____   1 Nektarine

4. _____   1 Banane

5. _____   500 g Rhabarber, mit Zitrone und
flüssigem Süßstoff verrührt

6. _____   175 g Dickmilch

7. _____   200 g Buttermilch, verrührt mit Zimt und
flüssigem Süßstoff

8. _____   1/2 Becher Magerquark, verrührt mit
flüssigem Süßstoff und 1/2 Päckchen
Vanillinzucker

9. _____   200 g Staudensellerie mit 1 EL Crème
fraîche

10. _____   1/2 Scheibe Vollkornbrot mit 1 TL Senf
und 1 Scheibe Edamer (10 %)

11. _____   1 Scheibe Knäckebrot mit 1 TL Butter,
2 Gewürzgurken

12. _____   1/2 Scheibe Vollkornbrot mit 1/2 TL Butter
und Schnittlauchröllchen

13. _____   2 Tassen (170 ml) Instant-Erbsensuppe

14. _____   1 Tasse Tee mit Milch, 1 Schoko-
Zwieback

Vergleich verschiedener Fasten- und Heilfastenarten

W ir haben nun in drei gesonderten Kapiteln unterschiedliche Ansätze des (Heil-) Fastens betrachtet. Vorweg beschrieb ich die Entwicklung des Heilfastens von Hildegard von Bingen bis Dr. Otto Buchinger, im Anschluß habe ich meine eigene Methode dargestellt.

Fasten ist heute in vieler Munde. Das ständige Bombardement der Presse mit großen Versprechungen zur Gewichtsabnahme kennt jeder.

Im Rahmen dieses Buches wollen und können wir nicht auf jede neu entstandene, oft mit schneller Feder hingeworfene „völlig neuartige" Kur eingehen. Trotzdem sollen in diesem Kapitel, das einen weiten Bogen spannt, einige weitere, interessante Ansätze zu Fasten und Heilfasten angesprochen werden.

Nulldiät oder richtig essen lernen

Das gesamte Feld läßt sich zwischen zwei Polen beschreiben.

Auf der einen Seite die seelisch-geistige Zielsetzung, mit mystischen Gedanken wie bei Hildegard. Die extreme Gegenposition ist eine ambulante Nulldiät, möglichst neben der fortlaufenden Berufstätigkeit. Diese Form halte ich für lebensgefährlich. Aber greifen wir den Gedanken der Nulldiät, etwa in einem Sanatorium, auf.

Hier reduziert sich alles auf eine möglichst rasche Gewichtsminderung. Dieses Ziel ins Zentrum der Bemühungen zu stellen, lehnen ja auch Dr. Buchinger und Schüler ab, wie wir bereits gehört haben. Sie denken und handeln zwar medizinisch geschult, betonen jedoch den Unterschied von Fasten und Abnehmen. Die Nulldiät kennzeichnet den rein körperbezogenen Rand unseres Feldes. Auch wissenschaftlich kam man nach anfänglicher Begeisterung davon ab.

In den sechziger Jahren unseres Jahrhunderts machte die Biochemie bedeutende Fortschritte auf dem Gebiet des Zellstoffwechsels. So gab es Wissenschaftler, die meinten, nur an- oder abdrehen zu müssen und so Übergewicht zu beseitigen. Sie betrachteten den Menschen als eine Art „Kalorienbombe", die bei Übergewicht entschärft werden sollte.

Mit der Zeit waren psychologische Aspekte der Nulldiät nicht zu übersehen.

Auch über die teilweise gefährlichen Nebenwirkungen hinaus sah man überwiegend recht kurzfristige Erfolge. Der übergewichtige Patient nahm zwar unter Kontrolle gut ab, im folgenden Jahr quälte er sich jedoch wieder mit dem alten Gewicht herum.

Was war der Grund?
Zuhause verfiel er wieder den früheren, falschen Ernährungsgewohnheiten. Und wenn wir über ein volles Jahr hinweg zu unserem täglichen Kalorienbedarf zusätzlich täglich ein belegtes Brot essen oder eine Flasche Bier trinken, wiegen wir nach Ablauf des Jahres etwa 10 kg mehr.

Die Nulldiätanhänger gaben nicht so schnell auf. Man erkannte den kritischen Punkt und versuchte, den Patienten psychologisch auf die Rückkehr in den Alltag vorzubereiten. Manche erweiterten das Psychologieprogramm auf die Zeit nach der Nulldiät. Selbsthilfegruppen wie die *Weight Watchers* versuchten hier zu stützen.

Mit all diesen Maßnahmen gab es mehr Erfolge. Allerdings auch nicht so viele, wenn man den Aufwand gegenrechnet.

Heute befürworten nur noch wenige Ärzte die Nulldiät, gleichgültig, welcher Schule sie angehören. Selbst wenn ein Patient vor einer dringlichen Operation sein Körpergewicht möglichst schnell verringern soll – Nulldiät heißt erst die letzte Lösung.

Bewertung diverser Diäten

Im allgemeinen versucht man, in unterschiedlichen Diäten die Kalorienzufuhr erheblich zu begrenzen. Der Patient, dem es nur um das Abnehmen geht, ißt dabei regelmäßig, wenn auch kleine Mahlzeiten. So wird ihm der Übergang zum Alltag erleichtert. Er wird nicht für frühere Sünden durch Nulldiät bestraft. Ziel der Therapie ist es, richtig essen zu lernen.

Das wird anfangs mit nur wenigen Kalorien pro Tag (300 - 400) forscher angegangen, auch um den Patienten durch erste sicht- und meßbare Erfolge weiter zu motivieren. Später kann dann eine Erhöhung der auch dann noch knappen Kalorienzahl bei regelmäßigen Mahlzeiten die Alltagssituation wenigstens in etwa nachvollziehen. Denn Kalorienbeschränkungen während normaler Tätigkeit auf unter 1000 sind nur schwer durchzuhalten. Sie verlangen auch regelmäßige ärztliche Kontrollen.

Für viele reichen ausgewogene Ernährungsvorschläge, die zuhause auch mit der Familie verwirklicht werden können. Die *Brigitte-Diät* setzt hier ein positives Beispiel.

Wenn Diäten mit den oben genannten niedrigen Kalorienzahlen über längere Zeit (mehr als eine Woche) durchgeführt werden sollen, empfiehlt sich dies in einem Sanatorium oder einer Klinik, da die Belastung des Körpers durch regelmäßige Kontrollen überprüft werden muß. Vor Beginn solcher Unternehmen ist eine ärztliche Untersuchung unerläßlich.

Wir befinden uns bereits mittendrin in Fastenformen und Diäten, welche ausschließlich die körperliche Seite beachten. Nach einer längeren Phase von wenig Interesse kommt da die alte *Trennkost* auf uns zu, im neuen Gewand als besonders wirksam propagiert.

Grundsätzlich können wir mit allen Diäten, die sich von unserer bisherigen Lebensweise erheblich unterscheiden, eine Gewichtsabnahme erreichen. Dabei spielt die Kalorienzahl zunächst eine untergeordnete Rolle. Der Wechsel in der Ernährung muß nur radikal genug sein.

Haben wir bisher eine normale Mischkost zu uns genommen und essen ab sofort kalorisch gleichwertig nur noch Eiweiß, verlieren wir in relativ kurzer Zeit 3 bis 4 kg Körpergewicht.

Wir haben unseren Körper gleichsam überrascht. Er nimmt anfangs die neue Nahrung zwar auf, verwertet sie aber deutlich schlechter.
Nach spätestens 4 Wochen hat er sich an den neuen Zustand gewöhnt, ja, er holt sogar auf. Um die Gewichtsabnahme durch Umstellung nun weiter zu halten, müssen wir die Kalorien wirklich reduzieren.
Dieses kurzfristige „Überlisten" des Stoffwechsels erreichen wir nicht, wenn wir etwa die Eiweißmenge unserer Nahrung halbieren, um dafür bei den Kohlenhydraten zuzulegen. Solche kleinen Schwankungen nimmt der Körper gelassen hin, das Gewicht bleibt gleich.

Die beschriebene eigentümliche Reaktion bei radikaler Änderung der Nahrungsaufnahme hat zu einer Reihe nicht nur vom Namen her (*Hollywood-Diät*) bizarrer Diäten geführt (nur Ei und Rotwein, nur Kartoffeln usw.). Der entscheidende Akzent liegt auf „nur". Der Abstand zur normalen Ernährung muß groß genug sein, um eine schlechtere Verwertung zu erzwingen.

Schon der Ansatz solcher Diäten macht uns vorsichtig. Kann denn eine Verschlechterung von Körperfunktionen, hier die Nahrungsaufnahme, gesund sein?

Die Extremform mancher Kost läßt uns schnell erkennen, daß hier sinnlose Belastungen des Körpers, ja Mangelsituationen drohen.

Letztlich beruht auch die bekannte *Schroth-Kur* auf dieser Wirkung, wobei auch noch die Kalorienzahl beschränkt wird. Da dies lästig ist, versprechen „bunte" neue Diäten, ohne Hungergefühl abzunehmen. Wie gezeigt, belasten wir unseren Körper damit meist unsinnig, und ein schneller Effekt ist ebenso rasch wieder verschwunden.

Über diese kurzen Bemerkungen hinaus lohnt es sich nicht, diese diätetischen „Paradiesvögel" im einzelnen vorzustellen.

Die alte *Schroth-Kur* hat ihre Anhänger. Dagegen ist nichts einzuwenden. Denn hier wird ja auch wirklich gefastet. Das geschieht durchweg unter medizinischer Anleitung, obwohl der Begründer kein Arzt war. Die Grundlagen all der neuen Versprechungen sind meist nicht haltbar, wie ich eben zeigte.

Einzige Basis jeder vernünftigen Gewichtsabnahme (ich spreche hier nur von der körperlichen Seite, also nicht von viel umfassenderen Dingen wie Heilfasten) ist die Kalorienreduktion, grob ausgedrückt F.d.H. (*Friß die Hälfte*), elegant gelöst in der erwähnten *Brigitte-Diät*.

Mit diesen Überlegungen zum „Überlisten" des Körpers sind wir bereits bei der *Trennkost* angekommen. Sie zielt im Grunde auch auf eine völlige Veränderung der Ernährung, folglich kurzfristige Gewichtsabnahme, wie oben beschrieben. Denn die *Trennkost* rückt erheblich von normaler Ernährung ab. Sie beruht auf einem strikten Auseinanderhalten der Baustoffe unserer Nahrung. Insbesondere Kohlenhydrate und Eiweiß dürfen nicht gleichzeitig zugeführt werden. Das Verfahren ist recht alt und erlebt in unseren Tagen mit entsprechenden Fertiggerichten modisch auffrisiert einen neuen Frühling.
Die Grundlagen rühren aus Tagen, wo man noch relativ wenig über den menschlichen Stoffwechsel wußte. So stellte man sich vor, daß es bei Fettleibigkeit günstig sei, dem Körper Zeit zu lassen, jedes Ernährungsprodukt, wie

etwa Kohlenhydrate, ausreichend zu bearbeiten. Zeitlich abgesetzt wandte sich der Körper dem nächsten Baustoff zu. Durch diese „Entflechtung" der üblichen Mischkost käme nicht die gesamte Nahrung – häufig kalorisch überdosiert – mit einem Anprall auf den Organismus zu.

Ein Wunderwerk wie unser Körper birgt aber viel komplexere Vorgänge in sich. Tiere und später auch der Mensch mußten die gerade verfügbare Nahrung in beliebiger Zusamensetzung aufnehmen. Um zu überleben, mußten sie das Beste daraus machen. Somit ist unser Stoffwechsel gerade auf das Miteinander verschiedener Nährstoffe spezialisiert. Alles andere müssen wir als nicht naturgemäß kritisch betrachten.

Schon in den dreißiger Jahren dieses Jahrhunderts formulierte der deutsche Biochemiker und Nobelpreisträger Otto Warburg diesen Sachverhalt in dem Satz: Die Fette verbrennen im Feuer der Kohlenhydrate. Und auch der Eiweißstoffwechsel ist eng an die beiden anderen geknüpft.

Natürlich kann man jeden Nährstoff getrennt zuführen. Dann wird der Körper zur besseren Weiterverarbeitung des Angebotenen auf eigene Bestände zurückgreifen.
Hierzu sind mehr biochemische Reaktionen notwendig als bei gemischter Kost. Wir bringen also mit der *Trennkost* etwas Sand ins Getriebe, grundlegend ändert sich nichts.

Die Trennkost „überrascht" jedoch unseren Körper ähnlich wie die schon beschriebenen Extremdiäten. Deswegen kommt es zu einer vorübergehenden Gewichtsabnahme, die ohne gleichzeitige Kalorienreduktion aber nicht gehalten werden kann.

Solche Diäten, wie neuerdings wieder die Trennkost, werden intensiv beworben. Jeder kann das einfache Prinzip der Trennkost beim ganz normalen Einkauf berücksichtigen. Er muß dann nur zuhause die Trennung der Nahrungsmittel bei ihrem Verzehr vornehmen. Die Industrie bietet als Trennkost bereits vorbereitete Fertignahrung an. Diese ist teuer und verwirklicht die Anliegen der Trennkost nicht besser als die wesentlich billigere Eigenbereitung.

Das zeigt uns, wie sehr hier Geld im Spiel ist. Eine eigene Industrie versucht, den innerlich unzufriedenen Übergewichtigen mit wohlfeilen Versprechungen von seinem Problem zu befreien.

Nur liegt der Schlüssel dazu nicht in einem fix entworfenen Konzept mit griffigen Schlagworten, sondern im Millionen Jahre alten Stoffwechsel des Menschen. Und da gibt es nur den Weg des Zuviel, also Aufbau, d.h. Gewichtszunahme oder das Gegenteil, was wir nur mit echter Kalorienreduktion erreichen können.

Damit sind die wesentlichen Dinge um eine rein körperlich orientierte Gewichtsabnahme behandelt. Kein Anhänger des Heilfastens braucht auf dieses Fasten als alleiniges Abnehmen herabschauen. Je nach Einzelsituation kann es den genau richtigen Weg bedeuten.

Die geistigen Grundlagen

Greifen wir nochmals den Ausgangspunkt dieses Kapitels auf: die geistigen Grundlagen.
Stärker als bei Heilfasten finden wir über unser ganzes Land verstreut Angebote von Seminaren und Kursen. Meist werden sie von Kirchengemeinden oder Mönchsorden veranstaltet, bisweilen auch durch Volkshochschulen.

Wie bei Exerzitien steht hier die Selbstbesinnung im Vordergrund. Das Gebet wurde von Dr. Fahrner ein Tor zum Fasten genannt.
Weltlicher formuliert, bedeutet der Versuch, der eigenen Person näher zu kommen, auch die Notwendigkeit, sich nicht durch Essen und Trinken wesentlich ablenken zu lassen.

So greifen überwiegend kirchliche Kreise den weltlichen Wunsch vieler Menschen nach Gewichtsverringerung auf, bieten aber zugleich durchaus sinnvoll an, ins eigene Innere zu schauen.

Hier stehen wir wieder auf dem Boden der heiligen Hildegard. Diese neuzeitlichen Bemühungen haben das Fasten mehr in den Mittelpunkt gezogen, auch wenn die Grundlage ein geistiges Fundament darstellt.

Als Beispiel dafür kann der Fastenband der Schriftenreihe des Klosters Münsterschwarzach empfohlen werden. Er führt diese Grundlagen aus.

Für die praktische Anwendung können Interessenten von Kursen und Seminaren Einzelheiten beim nächsten Pfarramt oder aus dem Programm einer Volkshochschule erfahren. Mit ihrer Fastentradition hat die katholische Kirche das größte Angebot. In den Gemeinden finden sich auch Frauenkreise, die zu den traditionellen Fastenzeiten aus einem christlichen Leben heraus fasten. Häufig begleiten diese Gruppen Fachleute wie Ärzte, Ökotrophologen oder Psychologen für die Zeit der Vorbereitung und in der praktischen Anwendung.

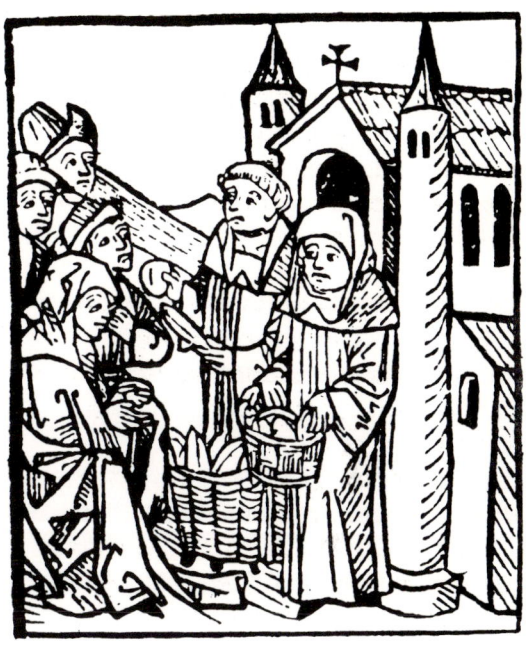

Überblick für die persönliche Entscheidung

Wir haben nun einen Überblick über verschiedene Arten von Fasten und Heilfasten genommen. Manches gleicht sich, immer wieder finden wir auch gegensätzliche Meinungen. Das beginnt bei der Frage: zuhause oder in der Klinik fasten?

Meines Erachtens sollte man nicht versuchen, vorhandene Unterschiede oder sogar gegenseitige Kritik künstlich zu verkleinern. In den Gegensätzen liegt sogar manch Positives. Dadurch wird nämlich für den interessierten Fastenwilligen in seiner persönlichen Situation die Auswahl besser. Auch die Trennschärfe wird durch Gegenpositionen größer. Somit kann er seine Wahl leichter treffen.

Das berücksichtigt auch Mißerfolge mit einer gewählten Art und Veränderungen der Lebensumstände bei späteren Anwendungen. Einmal kann diese, ein andermal jene Fastenmethode die *beste* sein.
Das Wort „beste" setze ich zurückhaltend ein, auch schon weil ein direkter Vergleich zur selben Zeit nicht möglich ist. Es scheint mir ausreichend, eine Methode als geeignet oder günstig zu beurteilen.

Um die Auswahl zu erleichtern, will ich einige der vorgestellten Möglichkeiten abwägen. Das können nur ungefähre Ratschläge sein. Vielleicht erkennt sich der eine Leser, die andere Leserin in seiner/ihrer Situation wieder, und die Auswahl fällt leichter.

Die schon angesprochenen marktschreierischen Angebote zum Abnehmen werde ich dabei nicht beachten.

Eingangs steht sinnvoll die Frage nach dem Aufwand. Lasse ich mich auf Heilfasten nach Buchinger oder seinen Schülern ein, so verlangt dies beispielsweise 4 Wochen, ein erheblicher Zeitaufwand. Zusätzlich muß ich die finanzielle Belastung berücksichtigen. Derartige Klinikaufenthalte werden teilweise von den Krankenkassen übernommen. Bevor man verbindlich Termine vereinbart, sollte bei der jeweiligen Kasse genau nachgefragt werden. Die Unterstützung des Hausarztes ist in jedem Fall günstig.

Setzen wir einmal die prinzipielle Billigung durch die Krankenkasse voraus. Beim folgenden Schritt, dem schriftlichen Antrag, wird erfahrungsgemäß manches übersehen oder falsch gemacht. Deshalb rate ich, die gewählte Klinik anzuschreiben und sich zu erkundigen, welche Bedingungen beachtet werden müssen. So erfährt man alles wichtige zu den Formalitäten aus erster Hand. Die Kliniken sind ja in der Regel an neuen Patienten interessiert. Außerdem verfügen sie über die größte einschlägige Erfahrung, wie die Therapie am besten durchgesetzt werden kann.

Der Hausarzt stellt normalerweise Anträge auf Heilfasten eher selten aus. Trotzdem sollten wir ihn keinesfalls übergehen, da sein positives Wort uns gegenüber der Krankenkasse viel nützen kann. Umgekehrt bedeutet ein negatives Votum (etwa wenn der von uns nicht vorinformierte Hausarzt von der Kasse angefragt wird und nichtsahnend die Anfrage kritisch beantwortet) oft das Aus für jede Unterstützung unserer Absicht. Über die Einzelheiten aber sprechen wir mit der Klinik.

Auch bei einer Eigenbeteiligung zeitlicher (Urlaub) und finanzieller Art dürfen wir nicht vergessen, daß wir uns mit Heilfasten erheblich nutzen können. Sollte uns das nicht auch Zeit und Geld wert sein?

Es gibt ernsthafte Vertreter des Heilfastens, die ähnlich wie in der Psychoanalyse sogar ein gewisses „Opfer" des Patienten fordern.

„Was nichts kostet, ist nichts wert", sagt der Volksmund. So wird dieser Gedanke durchaus verständlich.

Wer die Möglichkeit zum Buchinger-Heilfasten nicht hat, erhält durch meine Heilfastenmethode eine Variante, die lediglich eine Woche Urlaub erfordert. Die Betonung dabei liegt nicht auf dem Erfolg des Abnehmens, sondern der positiven Beeinflussung von Körper und Seele.

Schwierigkeiten meiner Methode sind ganz klar die direkte Beziehung zur gewohnten Umgebung, zur Familie, die vielleicht nicht mitmacht, aber ihre eigenen – durchaus berechtigten – Ansprüche stellt.

In der Fastenklinik schafft allein die räumliche Distanz Vorteile. Aber auch so muß vorher dafür gesorgt sein, daß die Aufgaben des Patienten in der Familie anderweitig übernommen werden.

Mehr als Dr. Buchingers Heilfasten betont meine Methode den seelisch-geistigen Hintergrund. Das wird nicht für jeden gleich erstrebenswert sein. Wer ungern die erwähnten Tagesprogramme entwirft, ist in der Fastenklinik vor einem Angebot, das keine eigene Initiative erfordert.

Selber für sich planen und dann durchzuführen, kann andererseits das Heilfasten enorm befruchten.

Die Abgeschiedenheit eigenen Heilfastens bei Menschen ohne Familie oder entsprechender Toleranz durch die Familie steht im Gegensatz zu den medizinisch geforderten Kontakten und

Verbindungen zu Mitpatienten. Letztere können Ansporn sein, aber auch belasten. Ein geselliger Typ wird sich in diesem Zusammenhang anders entscheiden als ein Einzelgänger.

Der geistigen Dimension wird bei Buchinger-Heilfasten relativ freien Lauf gelassen. Treten beim Patienten solche Interessen auf, so werden diese begrüßt.

Meine Methode verlangt die Beschäftigung mit selbstgewählten Themen, wozu auch die Vorbereitung nötig ist. Noch stärker finden wir diesen Gesichtspunkt bei religiös ausgerichtetem Fasten wie bei Hildegard oder den erwähnten Seminaren.

Die folgende Übersicht soll ebenso wie die Tabelle das Wesentliche der unterschiedlichen Methoden hervorheben. So wird die Wahl der persönlich günstigen (Heil-) Fastenart erleichtert.

Tabelle über die wesentlichen Unterschiede

Eigene Persönlichkeit

Stärkung durch

Körper				Geist
Nulldiät	Buchinger Heilfasten + Nachfolger	eigene Methode	kirchliche Seminare	Hildegard
Ziel: Gewichtsreduktion				**Ziel: innere Einkehr**
psych. Effekt durch Stolz auf Leistung abzunehmen	Körper im Vordergrund, Psyche wichtig		Psyche wichtiger als körperlicher Befund	innere Einkehr Psyche überstrahlt alles

Tabelle über Anwendungsmöglichkeiten

Form	Zuhause möglich	Aufwand Zeit/Geld	Akzent Körper/Psyche	Therapie für Kranke	Für Gesunde ohne Arzt-kontrolle möglich	Nachteile
Hilde-gard [1]	+	gering	(+) / +++	–	+	nicht nenneswert [2]
Buchinger	–	2-4 Wo/hoch	++ / +	+	–	vielfältig, selten schwer
Fahrner	–	2-4 Wo/hoch	++ / (+)	+	–	vielfältig, selten schwer
Grethlein	+	gering	+ / ++	–	+	nur bei Nicht-beachtung der Anleitung
Nulldiät	–	(3)	+++ / –	+	–	Stoffwechsel-entgleisung, kein normales Eßverhalten

(1) Keine eigentliche Fastenform; heute in Verbindung mit anderen Fastenmethoden unter Berücksichtigung von Hildegards Gedanken.

(2) Hängt von der jeweiligen Fastenmethode ab; siehe (1)

(3) Abhängig vom Patienten. Arztkontrollen werden ebenso wie Krankenhausaufenthalte in der Regel von den Krankenkassen übernommen.

KALORIENTABELLE
MIT ANGABEN ZUM NÄHRWERT

Speisen 100 g enthält ca.	Eiweiß g	Fett g	Kohlen- hydrate g	Kalorien kcal
Fleisch				
Hammelkotelett	15,00	32,0	–	370
Kalbfleisch, Brust	18,50	6,0	–	142
Kalbfleisch, Filet	20,50	1,5	–	105
Kalbfleisch, Schnitzel	20,70	2,0	–	108
Kalbszunge	17,00	6,0	–	134
Rindfleisch, Brust	16,00	21,0	–	270
Rindfleisch, Filet	19,00	4,5	–	126
Rindfleisch, Roastbeef	16,40	19,0	–	254
Schweinebauch	11,70	42,0	–	450
Schweinefleisch, Filet	18,60	9,9	–	176
Schweinefleisch, Keule	15,00	31,0	–	362
Schweinefleisch, Kotelett	15,20	30,6	–	358
Schweinefleisch, Schnitzel	20,80	8,0	–	168
Geflügel				
Ente	18,00	17,2	–	243
Gans	15,70	31,0	–	364
Huhn, Brathuhn	20,60	5,6	–	144
Huhn, Brust	22,80	0,9	–	109
Suppenhuhn	18,50	20,3	–	274
Truthahn	20,00	20,2	0,4	282
Wild				
Hase	21,60	3,0	–	124
Rehkeule	21,50	1,3	–	106
Rehrücken	22,40	3,6	–	133

Speisen 100 g enthält ca.	Eiweiß g	Fett g	Kohlen- hydrate g	Kalorien kcal
Wurstwaren				
Bierschinken	15,50	19,0	–	250
Bockwurst	12,30	25,3	–	294
Cervelatwurst	16,90	43,0	–	484
Fleischwurst	13,20	27,0	–	315
Fleischkäse, Leberkäse	12,50	22,6	0,3	271
Kalbsbratwurst	10,30	31,5	–	343
Leberwurst	12,40	41,0	0,9	449
Lyoner	12,60	28,8	–	329
Salami, deutsch	17,80	49,7	–	550
Schweineschinken, gekocht	19,50	20,6	–	282
Schweineschinken, geräuchert	18,00	33,3	–	395
Schweinefleisch, Kassler	18,50	26,0	–	328
Wiener Würstchen	14,90	20,8	–	264
Fisch				
Aal	12,70	25,6	–	299
Aal, geräuchert	18,70	26,5	0,8	337
Barsch	18,40	0,8	–	89
Bismarckhering	16,80	15,0	3,8	234
Bückling	21,80	14,3	–	232
Forelle	19,10	2,0	–	104
Hering	17,30	20,0	–	255
Kabeljau	17,00	0,3	–	78
Karpfen	18,90	7,0	–	151
Lachs	19,90	13,6	–	217
Makrele	18,80	11,6	–	193
Makrele, geräuchert	20,70	15,5	–	238
Ölsardinen	24,10	14,0	1,3	240
Sardine	19,40	5,2	–	134
Scholle	17,00	0,8	–	83
Seelachs	18,30	0,8	–	88
Sprotten, geräuchert	19,40	18,5	–	260
Thunfisch	21,50	15,5	–	242

Speisen	Eiweiß	Fett	Kohlen-hydrate	Kalorien
100 g enthält ca.	g	g	g	kcal

Hühnerei

Hühnerei, Vollei	13,00	11,2	–	167
Hühnereigelb	16,10	32,0	–	377
Hühnereiweiß, Eiklar	11,00	–	–	55

Fette, Öle

Butter	0,70	81,0	–	755
Halbfettmargarine	0,70	40,0	–	375
Margarine	0,50	78,0	–	733
Mayonnaise	1,50	83,0	–	744
Speiseöle	–	99,8	–	898

Käse

Brie (50% F.i.Tr.)	22,50	28,0	2,7	352
Camembert (60% F.i.Tr.)	18,00	34,0	0,9	381
Doppelrahmfrischkäse (60% F.i.Tr.)	14,50	30,5	2,0	341
Edamer (45% F.i.Tr.)	24,80	28,0	4,0	370
Edelpilzkäse (50% F.i.Tr.)	23,00	33,0	1,7	395
Emmentaler (45% F.i.Tr.)	27,50	30,5	3,5	398
Gouda (45% F.i.Tr.)	25,50	29,0	4,7	384
Limburger (20% F.i.Tr.)	26,50	8,5	0,9	187
Parmesankäse	35,60	26,0	3,5	389
Romadur (50% F.i.Tr.)	20,00	26,0	0,1	312
Schmelzkäse (45% F.i.Tr.)	14,50	23,5	6,0	294
Tilsiter (45% F.i.Tr.)	26,00	27,5	0,6	357

Milch, Milchprodukte

Buttermilch	3,5	0,5	4,0	35
Magermilch	3,5	0,1	4,8	34
Trinkmilch, fettarm	3,4	1,6	4,7	47
Vollmilch	3,3	3,6	4,7	64
saure Sahne (10,0 % Fett)	3,0	10,5	4,0	123

Speisen	Eiweiß	Fett	Kohlen-hydrate	Kalorien
100 g enthält ca.	g	g	g	kcal
Joghurt, mager (0,3% Fett)	4,40	0,1	4,9	38
Joghurt, fettarm (1,5% Fett)	3,60	1,6	4,7	48
Joghurt (3,5% Fett)	4,00	3,8	4,6	68
Speisequark, mager	17,00	0,6	2,0	81
Speisequark (10% F.i.Tr.)	14,00	2,0	4,0	90
Speisequark (20% F.i.Tr.)	12,60	4,9	6,0	119
Speisequark (40% F.i.Tr.)	12,00	12,0	3,5	171

Nährmittel

Eierteigwaren	13,00	3,0	72	390
Grieß	10,00	0,8	75	370
Haferflocken	13,80	6,6	66	402
Mehl	10,50	1,0	74	368
Reis	7,00	0,6	79	368

Brot, Backwaren

Brötchen	7,00	0,5	58	278
Biskuitplätzchen	8,50	5,5	82	441
Butterkeks	14,70	11,0	70	463
Grahambrot	8,50	1,0	48	250
Knäckebrot	10,10	1,5	77	383
Roggenbrot	6,50	1,0	51	253
Weißbrot	8,20	1,0	50	259
Zwieback	9,90	4,5	75	381

Gemüse

Avocado	2,00	23,5	3	233
Blumenkohl	2,50	0,3	4	28
Bohnen, grün	2,30	0,3	5	33
Champignons	2,80	0,2	3	24
Chicorée	1,30	0,2	2	16
Endivie	1,80	0,2	2	17
Erbsen, grün	6,70	0,5	14	93

Speisen	Eiweiß	Fett	Kohlen-hydrate	Kalorien
100 g enthält ca.	g	g	g	kcal
Feldsalat, Ackersalat	1,90	0,4	3	21
Gurke	0,60	0,2	1	10
Karotte	1,00	0,2	7	35
Kartoffel	2,00	0,2	19	85
Kohlrabi	2,00	0,1	5	26
Kopfsalat	1,60	0,3	2	15
Linsen	24,00	1,0	56	354
Paprikaschote	1,20	0,3	5	28
Porree, Lauch	2,25	0,3	6	38
Radieschen	1,00	0,1	4	19
Rotkohl	1,50	0,2	5	27
Rosenkohl	4,50	0,6	7	52
Sauerkraut	1,50	0,3	4	26
Spargel	2,00	0,1	3	20
Speisemais	3,30	1,0	19	107
Spinat	2,45	0,4	2	23
Tomate	0,95	0,2	3	19
Zwiebel	1,25	0,3	10	45

Obst

Speisen	Eiweiß	Fett	Kohlen-hydrate	Kalorien
Ananas, frisch	0,50	0,2	13	58
Apfel	0,30	0,3	12	52
Apfelmus, Dose	0,20	0,1	19	79
Aprikosen, frisch	0,90	0,1	12	54
Banane	1,10	0,2	21	90
Birne	0,50	0,4	13	59
Datteln, getrocknet	1,85	0,5	73	305
Erdbeeren, frisch	0,90	0,4	8	39
Feigen, getrocknet	3,54	1,3	62	272
Grapefruit	0,70	0,2	10	32
Heidelbeeren, frisch	0,60	0,6	14	62
Himbeeren, frisch	1,30	0,3	8	40
Johannisbeeren, rot	1,00	0,2	8	37
Kirschen	0,80	0,5	14	64
Mandarinen	0,70	0,3	11	48

Speisen	Eiweiß	Fett	Kohlen-hydrate	Kalorien
100 g enthält ca.	g	g	g	kcal
Mirabellen	0,73	0,2	16	67
Orange	0,96	0,3	9	54
Pfirsiche, frisch	0,72	0,1	11	46
Pflaumen	0,70	0,1	12	53
Preiselbeeren	0,28	0,5	10	46
Rhabarber	0,55	0,1	4	20
Stachelbeeren	0,80	0,2	9	44
Wassermelone	0,60	0,2	5	24
Weintrauben	0,70	0,5	17	74

Säfte

Apfelsaft	0,05	–	11	47
Grapefruitsaft	1,00	–	10	30
Johannisbeersaft, rot	0,40	–	12	50
Karottensaft	0,60	–	6	27
Sanddornbeerensaft	0,95	2,3	5	45
Tomatensaft	1,00	0,2	4	22
Traubensaft	0,30	–	18	74

Marmelade, Süßwaren

Bonbons	–	–	94,0	390
Bienenhonig	–	–	81,0	305
Eiscreme	4,00	12,0	20,2	202
Fruchteis	1,5	2,0	30,0	137
Marmelade, Gelee	0,6	–	60,0	237
Marzipan	8,0	18,0	65,0	451
Pralinen	5,00	16,0	70,0	457
Vollmilchschokolade	9,00	33,0	54,7	550
Zucker	–	–	100	400